子どもの「生きぬく力」が
ぐんぐん伸びる！

食卓で育む
伸《の》び力《りょく》

【監修】管理栄養士・食育インストラクター
編・著 食育ずかん

朝日学生新聞社

「食べる力」は「生きる力」

どんな子どもに育ってほしい？

まず「将来、どのように成長してほしいか」
「どんな食生活を送ってほしいか」を
イメージしてみましょう。
「楽しく食べる子どもの姿」を目標に、
成長に合わせて必要な学びや食体験の機会を
作っていくことが大切です。

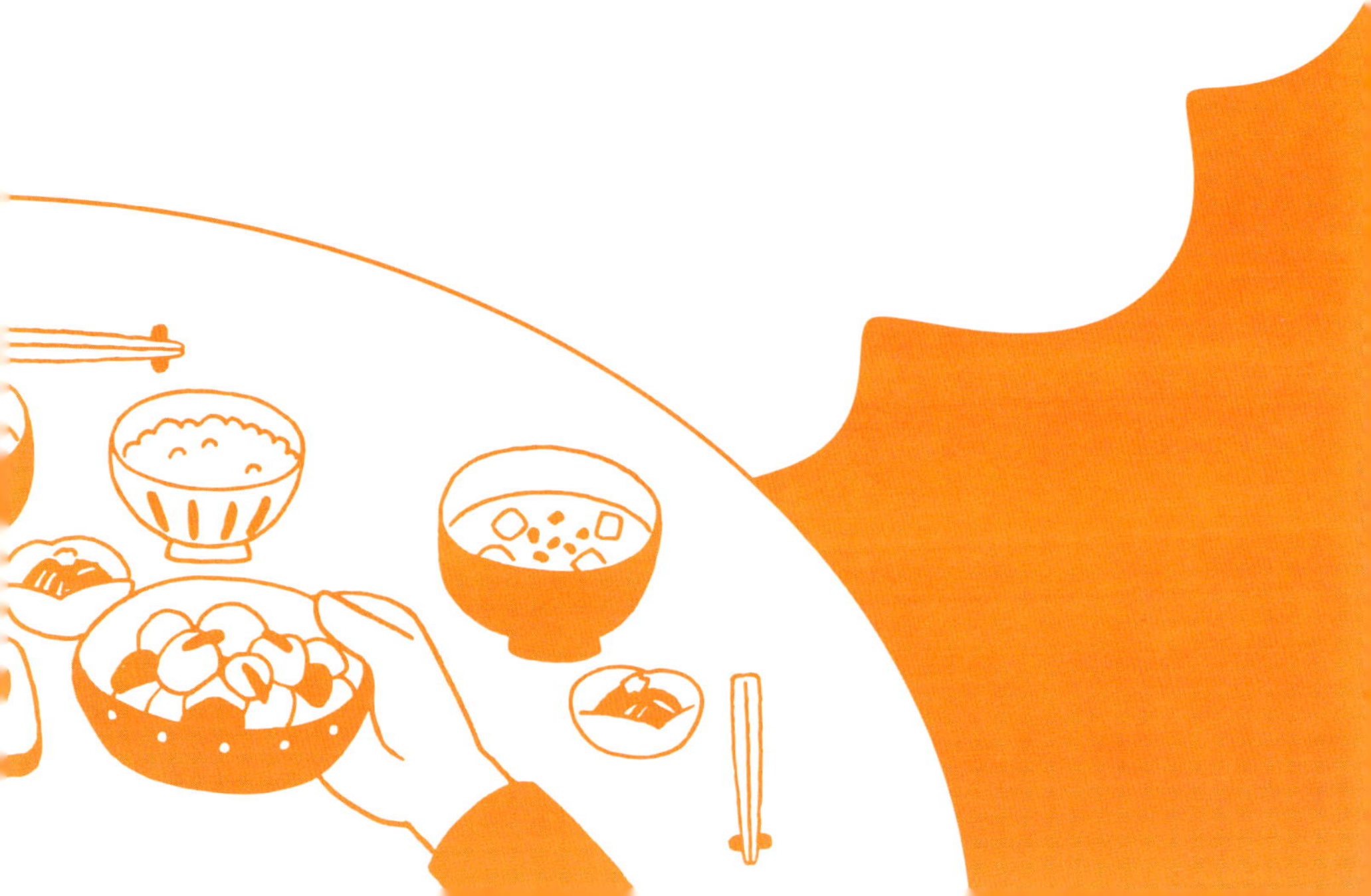

「食べる力」は豊かな食体験や食卓での
家族や人との関わりの中で育まれます。
生きる意欲や好奇心、協調性など
将来の社会生活に必要な「生きる力」も育み、
子どもたちの元気な未来の基礎となります。

本書では、食卓で「食べる力」「生きる力」を
最大限に伸ばしていくための、
かんたんにできる暮らしのヒントを
お伝えしていきます。

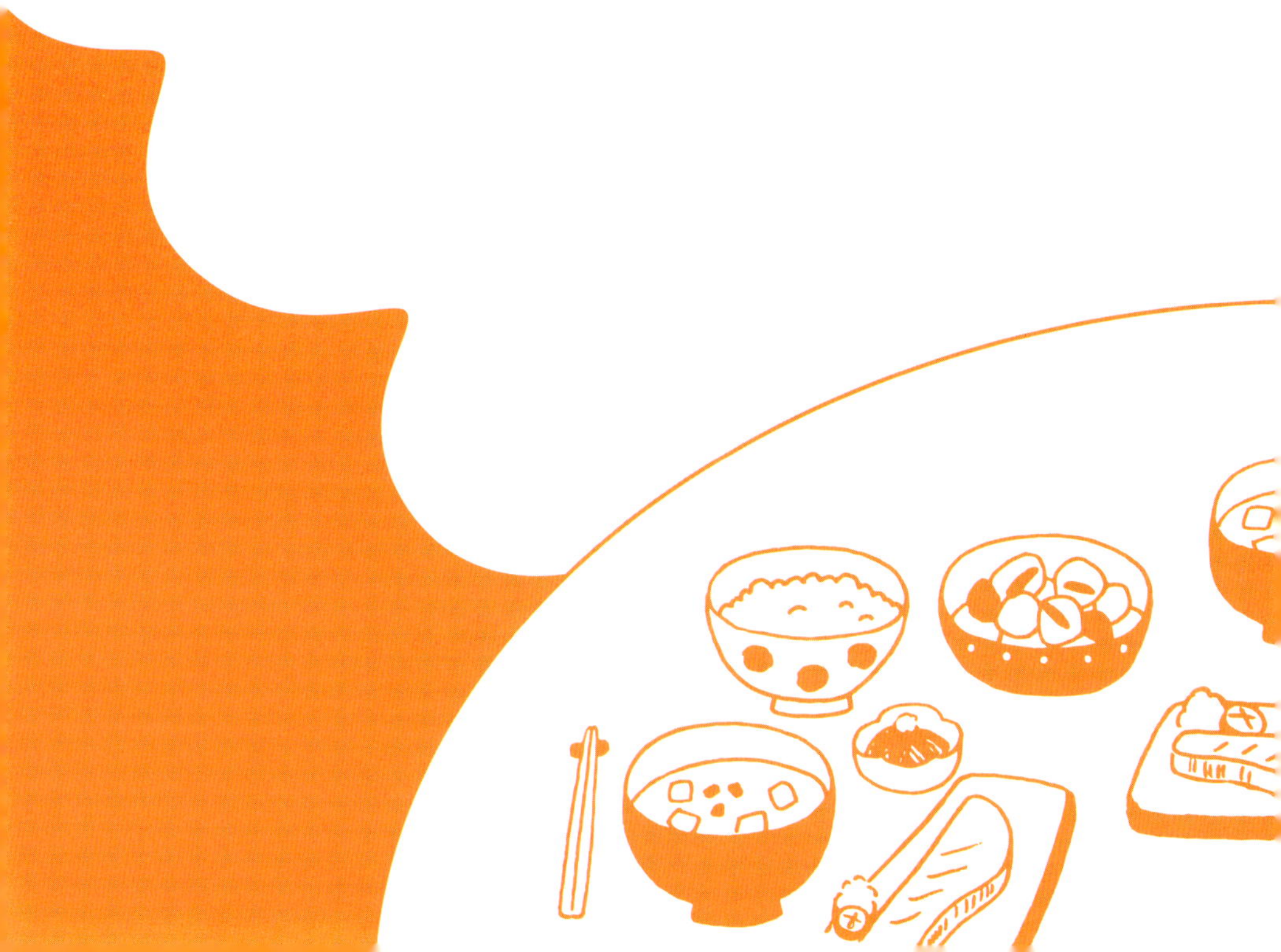

成長に合わせた学びや食体験で
楽しく食べる子どもに！

大切にしたい5つの姿

1. 食べたいもの、好きなものが増える子どもに
2. おなかがすくリズムの持てる子どもに
3. 食事作りや準備にかかわる子どもに
4. 一緒に食べたい人がいる子どもに
5. 食べ物を話題にする子どもに

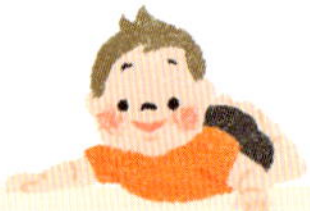

授乳期

- 食欲がある
- 安心と安らぎの中で飲んでいる

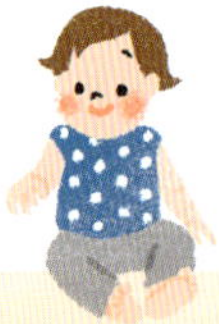

離乳期

- おなかがすくリズムを持つ
- いろいろな食品に親しむ
- 見て、触って、自分で進んで食べようとする

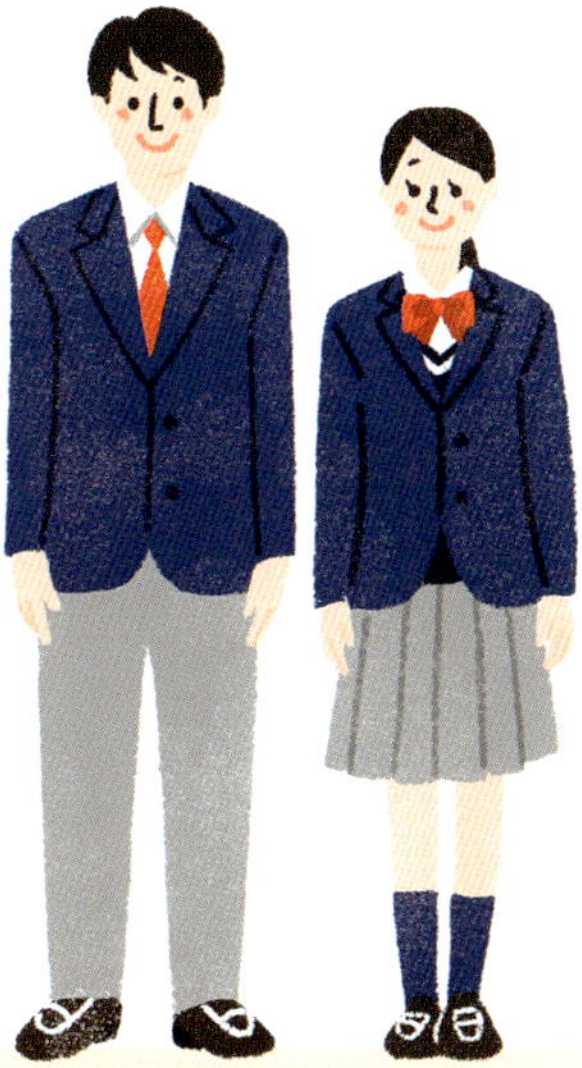

思春期

- 家族や仲間と一緒に食事づくりや準備に関わる
- 自分の身体の成長や体調の変化を知り、自分の身体を大切にできる
- 一緒に食べる人を気遣い、楽しく食べることができる

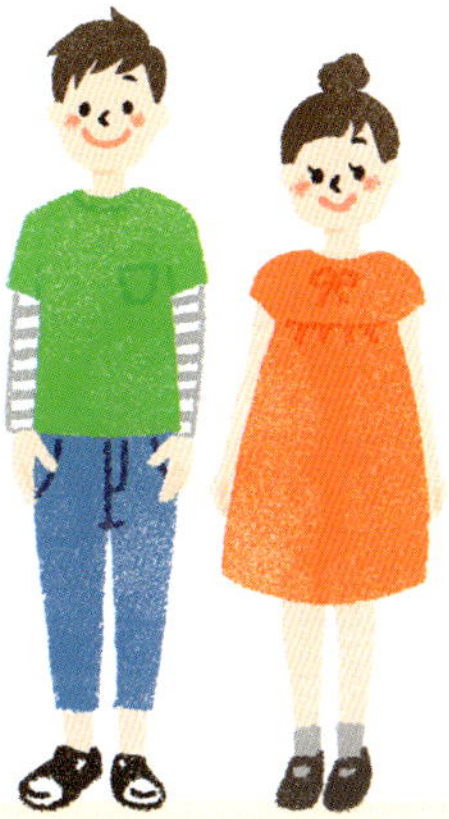

学童期

- 1日3回の食事や間食のリズムを持つ
- 食事・栄養のバランスがわかる
- 仲間と一緒に食べることを楽しむ
- 自然と食べ物と関わり、地域への食べ物との関りに関心を持つ

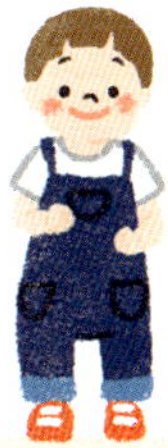

幼児期

- 食べたいもの、好きなものを増やす
- 食事マナーを身にみつける
- 家族といっしょに食べることを楽しむ
- 栽培、収穫、調理を通して、わくわくしながら、食べ物に触れる

子どもの「生きぬく力」がぐんぐん伸びる！

食卓で育む伸《の》び力《りょく》

もくじ

伸び力 2

夏

秋

冬

伸び力 1

毎日の食習慣でぐんぐん伸びる

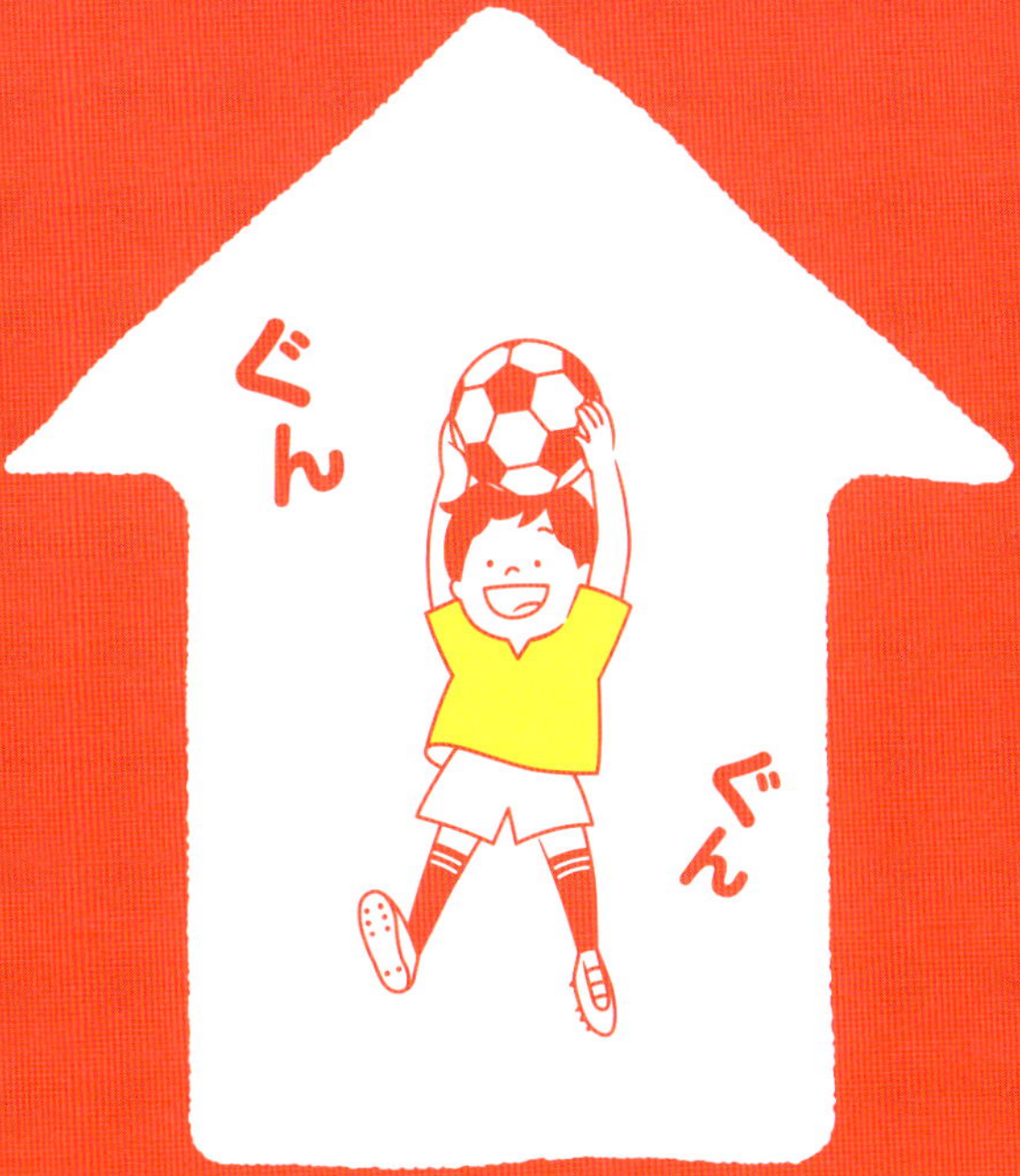

「子どものために少しでも体にいいことを…」と考えていろいろとやろうと思っても、時間も手間もかかって大変！なんてことはないでしょうか。ぜひ知っておいていただきたいポイントを21項目にまとめました。

ちょっと工夫したり、視点を変えたりするだけで、生活を見直すきっかけにもなります。親子で心も体も元気になれる方法を一緒に考えていきましょう。

栄養価＆コスパの高い食材で子どもの成長後押し

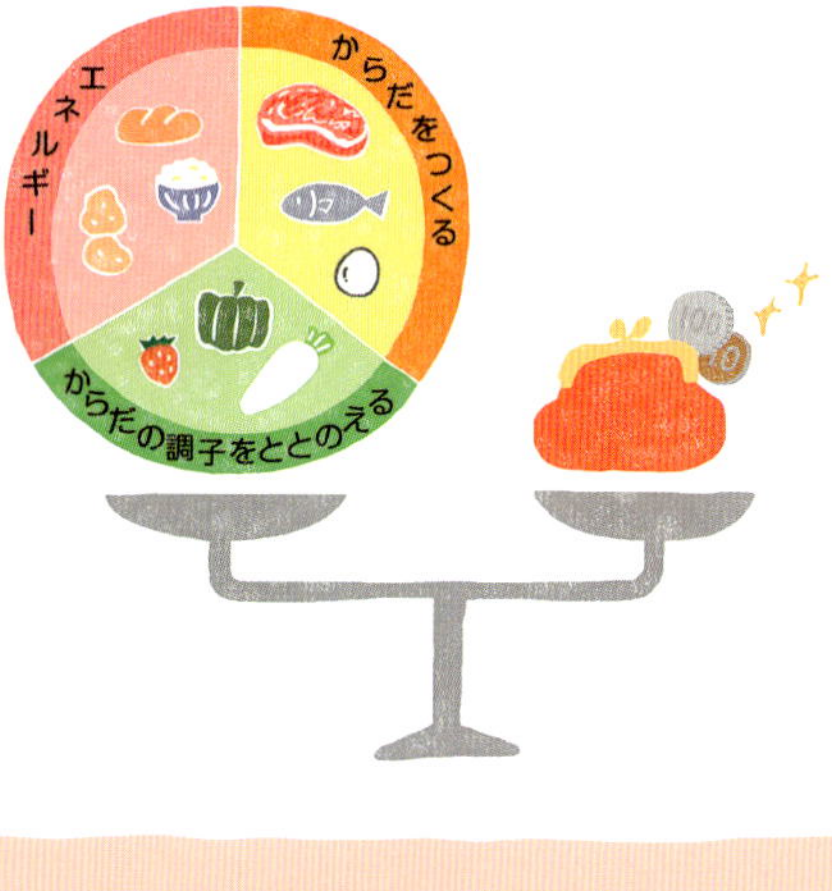

子どもの成長とともに、食べる量が増えると必然的に買う量も増えるため、食費がかさみます…。栄養価が高く、コストパフォーマンスのよい食品を考えてみましょう。

食材選びで注意したい点は、栄養があるからといって同じ食材ばかり食べてしまうこと。

栄養素は単体で栄養になるわけではなく、様々な栄養素の相互作用によって初めて栄養になります。

下記の食材以外にもコスパのよい食品として、豆腐やきのこなど、探してみるとまだまだありそうですね。様々な食材をバランスよくとることが、健康的な食生活につながります。

栄養価が高く、コスパもよい野菜

豆苗

えんどう豆の若菜で、β-カロテンやビタミンE・Kなど栄養が豊富。豆苗の根の部分を水につけておくと発芽してくれるので、二度おいしい食材です。

スプラウト

野菜や豆類などの種子から発芽した新芽の総称です。強力な抗酸化作用を持ち、ガン予防効果があるといわれ人気です。

大豆もやし

アスパラギン酸がたっぷりで、新陳代謝を促し、疲労回復が期待できます。また便秘の予防に役立つ食物繊維や、風邪予防に働くビタミンCも含まれます。

ニラ

ビタミンB_1が豊富な豚肉と一緒にとると、疲労回復効果を発揮するほか、食欲増進効果や血栓予防も期待できます。血流が良くなるため、冷え性や肩こりなどの改善にも効果的。

要注意！
甘いもののとりすぎ
「砂糖依存症」かも

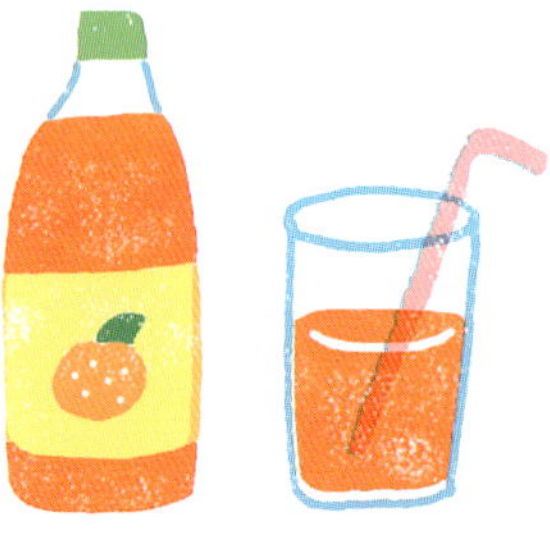

砂糖を摂取すると脳の中でドーパミンやセロトニンなどの脳内物質が分泌されます。本来これらが脳内に分泌されることはよいことであり、人に幸福感や癒しを与えます。

しかし、体が疲れたときやストレスを感じるたびに甘い物を食べて幸福感や癒しを得るようになると、この快感がクセになり、やがて中毒のように「砂糖をとること＝幸せになる」と無意識に脳が感じるようになってしまいます。快感を得るために砂糖をとる、この状態に陥るのが「砂糖依存症」です。

砂糖は甘いお菓子だけではなく、清涼飲料水やパン、スープなどの加工食品、調味料にも含まれています。知らず知らずのうちに砂糖をたくさん摂取している可能性があります。砂糖のとりすぎは、虫歯や肥満、糖尿病などの生活習慣病になるリスクが高まります。

砂糖依存症の対処法

○ **チョコやクッキーなどの甘いお菓子を少なくして、砂糖を使っていないナッツなどを食べる**

○ **砂糖入りの甘いジュースをフレーバーティーに変える**

○ **使う砂糖を白砂糖から、黒糖やてんさい糖に変える**
（白砂糖に比べ血糖値の乱高下があまりないので、中毒性は低いとされています）

○ **菓子パンを控える**

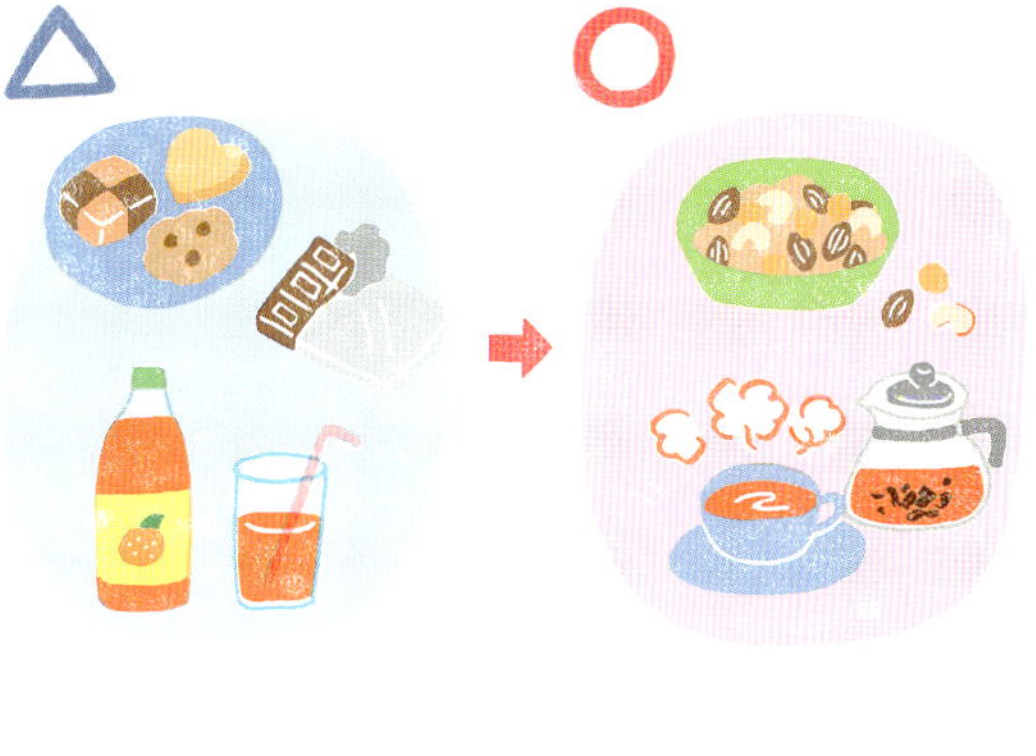

こんな症状があったら 注意！

☐ お菓子を控えると砂糖が入った飲み物を飲んでしまう

☐ ひと口だけと思っていても、ついついたくさん食べてしまう

☐ 毎日甘い物を食べないと気がすまない

生活習慣を見直し
冷え性改善

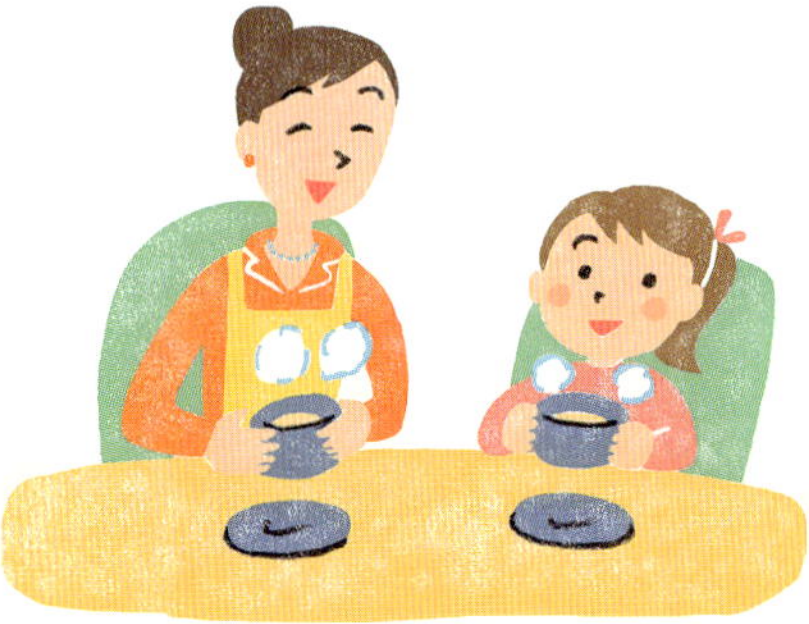

「子どもは風の子」といって、昔は冬でも半袖短パンで登校している子をよく見かけましたが、今はほとんど見かけなくなりました。実は最近、冷え性の子どもが増えているそうです。

子どもの体温は本来高いものですが、昔に比べると平均体温が0・5〜1度下がっているそうです。体温が1度下がると免疫力は30％下がるといわれており、風邪などの病気にかかりやすくなってしまいます。

冷え性は体の血流が悪くなって起こります。まずは血流を良くすることがポイントです。食事や睡眠、運動などの生活習慣を見直し、少し工夫をすることで、冷え性を改善することができます。

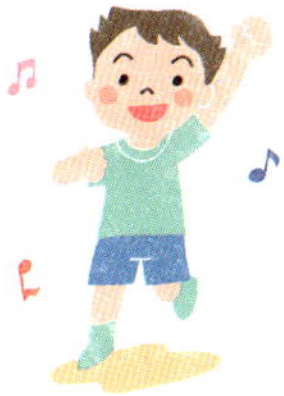

冷え性対策

朝食で体をポカポカに！

味噌《みそ》汁やスープに体を温める効果のある、ねぎやしょうがなどの香味野菜を加えましょう。サラダは温野菜にしたり、牛乳は温めたりするなど工夫するとよいでしょう。血行促進効果のあるビタミンEが豊富な食材（かぼちゃやモロヘイヤ、アボカドなど）をしっかりとりましょう。

冷暖房を使いすぎないで！

体温調節機能を養うには、できるだけ薄着で過ごさせること。こうすると外気温の変化に対応できるようになり、冷暖房に頼らない体づくりができます。ポイントは肌着を着てしっかり体を保温させることです。肌着を着ないと体温が逃げ、冷えを感じてしまうので注意が必要です。

体をしっかり動かそう！

テレビやゲーム遊びの増加とともに、体をあまり動かさなくなり、筋力の低下とともに免疫力が弱まります。体温がピークの午後3時から5時までは体をしっかり動かしましょう。

しっかり睡眠！

子どもの就寝時間は年々遅くなっていますが、10時間以上の睡眠を確保しましょう。日中の集中力や記憶力に影響します。

ちょっと待って！成長期のダイエットは体に悪影響も

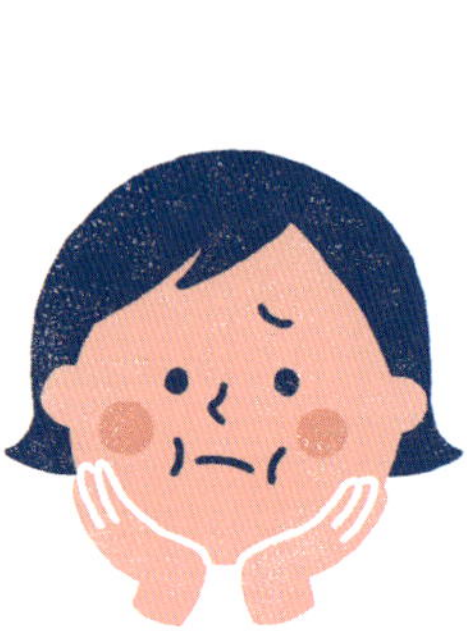

キレイでかっこよく、かわいらしくスラッとしたモデルさんや芸能人。憧れるのは大人や中高生だけでなく、小学生にまで及んでいます。テレビや雑誌などで目にすることが多い分、小学生も意識せざるを得ない状況ではあるのかもしれません。

あまり太ってもいないのに、ダイエットを始めたら大変です。成長期は身長が伸び、大人の体へと変化していく大事な時期です。この時期にダイエットを始めることは健康面において悪い事態を招きかねません。

実際に食事制限を続けた小学生が心の病と摂食障害を起こすケースもあります。心の病は短期間でどうにかなる話ではありません。成長期にはバランスのとれた食事を親がきちんと管理していかなくてはいけません。

成長期のダイエットの危険

小中高生は体が発育・発達するまさに成長期です。この時期に間違った食事制限を行うと、筋肉や骨をはじめとする体の全てに悪影響を及ぼします。

身長が伸びない

過度の食事制限によるダイエットは、常に飢餓状態となり、身体の機能が身長を伸ばすことより、生きていくことを優先させるようになります。大切な成長期に十分な栄養がとれないと、身長が伸びにくくなってしまうのです。

月経異常

特に女の子はホルモンバランスが乱れ、生理や排卵が止まる、無月経になる、高校生以降になっても初潮がこない、生理不順などの月経異常を引き起こす可能性があります。

疲れやすくなる、風邪をひきやすくなる

十分な栄養がとれないと、慢性的にエネルギー不足になり、体力や免疫力が低下し、疲れやすくなったり、風邪などの感染症を引き起こしやすくなったりします。

骨《こつ》粗《そ》鬆《しょう》症《しょう》のリスクが高まる

成長期の間違った食事制限で、きちんとカルシウムを蓄積できなかった子どもは歳をとってから骨がスカスカになる骨粗鬆症のリスクが高まります。

ひどくなる前に
子どもの便秘解消
3つのポイント

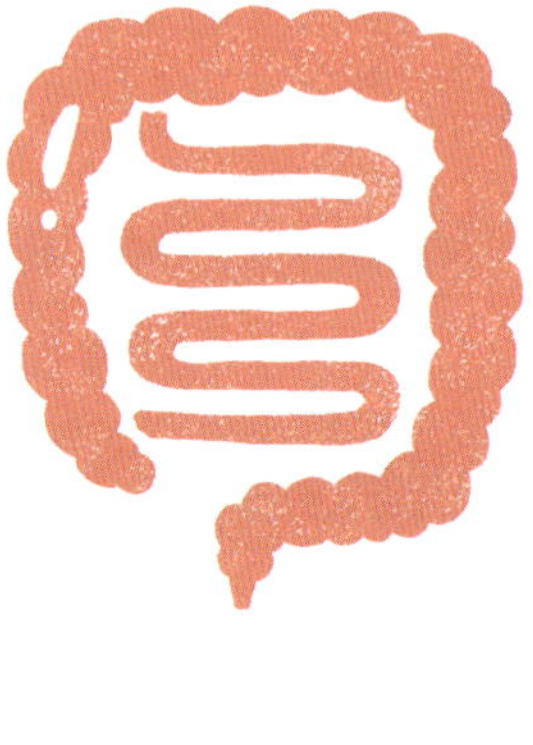

近年、重症化する子どもの便秘が増えています。たかが「子どもの便秘」と思っていませんか。慢性の便秘が悪化すると腹痛になったり、気づいたら便失禁になったり、ということにもなりかねません。

便秘の主な原因は「食物繊維不足」「腸内環境の悪化」「水分不足」「ストレス」です。きっかけは偏食や運動不足などさまざま。子どもの場合は野菜嫌いなどによって食物繊維が不足気味になってしまいます。

悪化させないために、できることから始めましょう。

便秘解消 3つのポイント

1 毎日の食事に食物繊維を上手に取り入れる

食物繊維には「水溶性食物繊維」と「不溶性食物繊維」があります。「水溶性食物繊維」は果実類・藻類・こんにゃくなどに多く含まれています。便をやわらかくする働きがあるので、かたくて出ないという子どもに食べさせるとよいでしょう。「不溶性食物繊維」は穀類・いも類・豆類・種実類・野菜類・きのこ類などに多く含まれています。便の量を増やして腸を刺激し、ぜん動運動を促します。腸の動きが弱い子どもに食べさせるとよいでしょう。

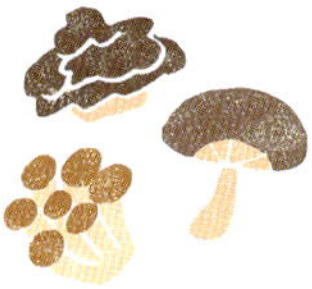

2 水分をこまめにとる

体内の水分が足りないと腸内の水分も不足してしまいます。その結果、便がかたくなり、便秘になってしまいます。子どもは特に汗をかきやすく、水分不足になりやすいため、大人以上に水分が必要です。起床時に冷たい水や牛乳を飲むと腸が刺激されて活発になります。便に水分が加わると排便しやすくなるため、朝食をとることで食物が腸を刺激して便意が生じやすくなります。

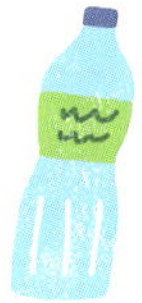

3 発酵食品を食べて、腸内細菌を増やす

ヨーグルトや納豆、味噌《みそ》などを食べさせましょう。腸内の善玉菌を増やし、おなかの調子を整えてくれます。さらに善玉菌のエサともいえるオリゴ糖（ごぼう・玉ねぎ・にんにく・大豆・バナナなどに含まれる）を一緒に食べるとより善玉菌を活発にすることができます。

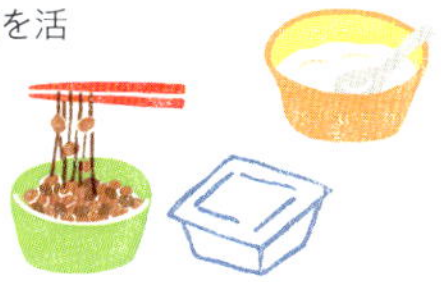

そのほか、「朝食後にトイレに行く習慣をつける」「運動量を増やし、腹筋をきたえて、便を押し出す力をつける」といったことも大切です。

生活習慣病を招く「早食い」をストップ

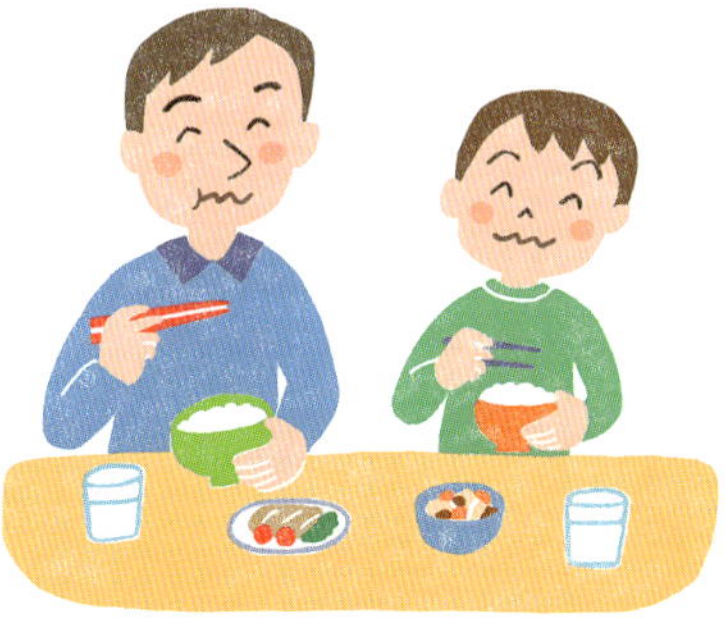

どうして早食いはいけないのでしょうか。

　食べ始めてから脳が満腹感を得るまでには20分ほどかかります。つまり早食いをすると満腹感が得られたときにはすでに食べすぎてしまうため、肥満を招く大きな要因になります。

　小児肥満の子どもは成人になったときに、肥満になりやすいという結果が出ています。肥満が続くと、早い時期から高血圧や脂質異常症、糖尿病などの生活習慣病を引き起こす可能性が高くなります。また、一気に食べると急激な血糖値の上昇の原因となり、インスリンを出すすい臓に負担をかけるのでよいことがありません。

　早食いになる原因には「一口の量が多い」「家族も早食い」「一人で食事することが多い」といった理由が挙げられます。

ゆっくり食べるには…

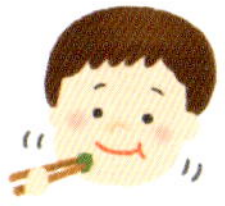

一口
30回噛む

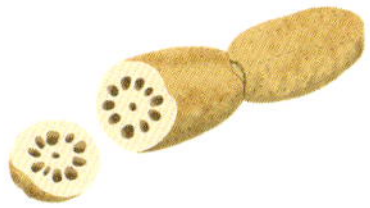

食物繊維の多い
物や固い物から
食べる

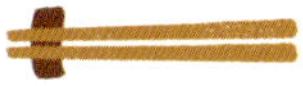

噛んでいる間は
箸やスプーン、
フォークなどを置く

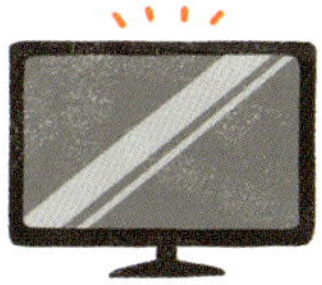

TVなどは消して、
食事に集中させる

子どものころから
ゆっくりよく噛んで食べる習慣をつけましょう

子どものころからの早食いは、大人になってからでは改善しにくいため、ゆっくりよくかんで食べることを早くから習慣づけることが大切です。それが子どもの肥満対策になり、大人になってからの生活習慣予防につながります。

子どもにひそむ
「メタボリックシンドローム」

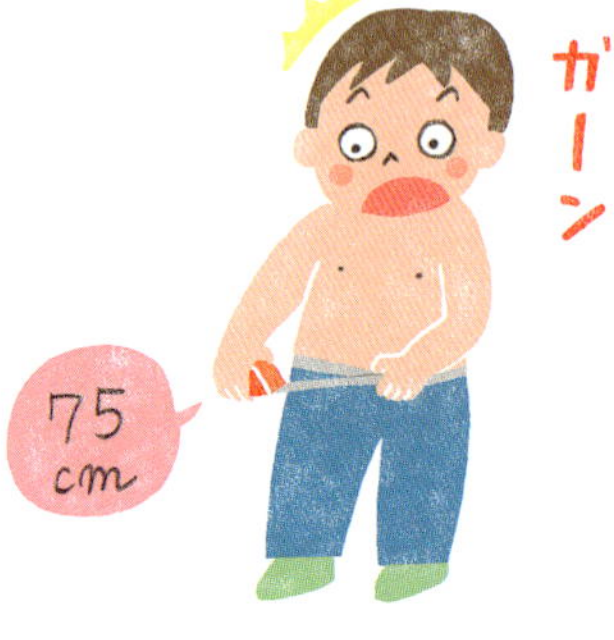

「メタボリックシンドローム」と聞くと中高年の方をイメージしがちなのですが、子どもでも起こる可能性があります。

メタボリックシンドロームは糖尿病や高血圧といった生活習慣病の原因に数えられ、動脈硬化を引き起こし、心筋《しんきん》梗塞《こうそく》や脳卒中のリスクを高めることが明らかになっています。症状がすぐに現れることが少ないため見過ごしてしまいがちですが、動脈硬化は子どものころから始まっている場合もあるため、決して大人だけの問題ではありません。

小児メタボリックシンドロームの
診断基準

① 中学生は腹囲80cm以上
小学生は腹囲75cm以上
（もしくは 腹囲/身長＝0.5以上）

② 中性脂肪120mg/dl以上
もしくは
HDLコレステロール40mg/dl未満

③ 収縮期血圧125mmHg以上
もしくは 拡張期血圧70mmHg以上

④ 空腹時血糖100mg/dl以上

これらのうち、①に該当し、②～④から2項目が該当する状態が小児メタボリックシンドロームと診断されます

メタボ予防は家庭から

Check!

- □ 3食の食べる時間はいつもバラバラ、もしくは欠食がある
- □ 1回の食事が20分以内に終わる
- □ 外食やファストフードをよく利用する
- □ おやつはスナック菓子やケーキ、甘いジュースが多い
- □ 油を使った料理を食べることが多い
- □ 濃い味付けを好む

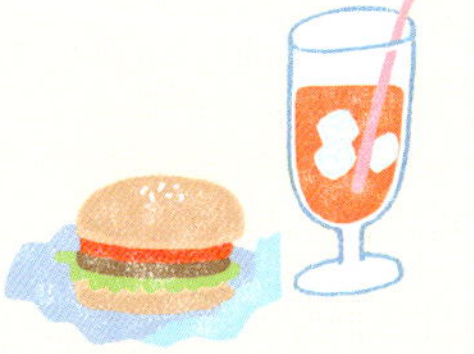

上記のチェック項目が1つでも当てはまる場合は、早期に改善するように心掛けることで、小児メタボリックシンドロームの予防につながります。子どものうちの食習慣は家庭の食事が大きく影響しています。子どもだけの問題と考えず、家族全員で食習慣の見直し・改善に取り組むようにするとよいでしょう。

朝食抜き…
体のリズムが崩れ
頭も体もぼんやり

近年、学習意欲や体力、気力の低下など、子どもを取り巻く様々な問題が指摘されています。このような問題の背景にはいくつかの要因があり、基本的な生活習慣の乱れがひとつの理由として挙げられています。

子どもたちが健やかに成長していくためには、バランスのよい食事、適切な運動、十分な休養・睡眠がとても大切です。特に今「朝食の欠食」が問題視され、朝食の大切さが見直されています。

平成30年度の文部科学省の調査によると、朝食を毎日とっている子どもの方が、学力調査の平均正答率や体力合計点が高い傾向にあることがわかりました。

朝食をとらないことがクセになり、大人になってからも続く傾向にあります。将来にわたって子どもの健康を願うには、幼少期からの食習慣とその土台づくりがとても大切なのです。

朝食をとることが大切な理由

体のリズムを整える

朝食は一日の始まりを告げるスイッチです。朝食を抜くと体のリズムが崩れ、頭も体もぼんやりしたまま過ごすことになります。

丈夫な体を作る

特に成長期の子どもは一日中活動するため、多くの栄養素が必要です。3食しっかりバランスよく食べ、一日に必要な栄養素量を満たすようにしましょう。

体温を上昇させる

朝食をとることで体が温まり、体温が上昇するとともに脳が活性化し、「やる気」と「集中力」が出てきます。

脳のエネルギーを補給する

私たちの脳のエネルギーは主に「ブドウ糖」から得ています。朝食でブドウ糖をしっかり補うことで、脳と身体が目覚め、午前中、脳を働かせてくれます。

朝食準備スピードアップのポイント

夕食の支度をする際、朝食のことも考えて一緒に下ごしらえする

あらかじめ切ったり、ゆでたりすれば翌朝の手間が省け、楽になります。

調理せず、そのまま出せるものを準備する

納豆・豆腐・のり・果物など。

毎朝お決まりパターンを決めておく

ご飯・味噌汁・焼き魚・ほうれん草のおひたしなど。
夕食の残りでリメイク。一品ずつ新しいメニューに変えるだけ！

子どもの水筒に
スポーツ飲料は要注意！

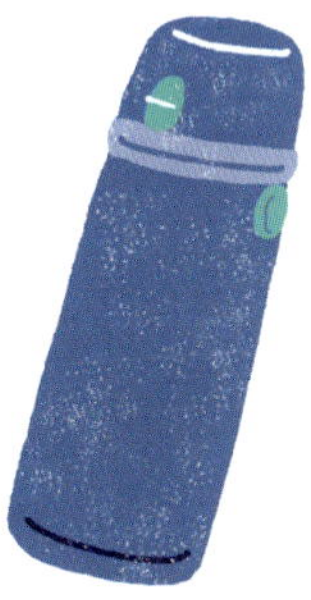

エコで経済的な「マイ水筒」。保温機能に優れたステンレス製は丈夫で壊れにくく、子どもに持たせるにはピッタリです。汗で流れてしまうミネラル補給のためにもスポーツ飲料を…。実はスポーツ飲料を入れている方は注意が必要です。

　ステンレスやアルミなどの金属製の水筒は使い方によっては容器の金属成分が飲み物に溶け出して、中毒を起こすことがあります。

　通常、水筒の内側をコーティングして金属と食品が直接接触しないようにするなど、金属が過剰に溶け出すことがないように様々な工夫がなされています。しかし、水筒の内部に傷がついていたり、酸性飲料を長時間保管するなどの誤った方法で使ったりすると、金属成分が飲み物に溶け出し、吐き気や下痢などの中毒につながる事例も発生しています。

Check!

金属製の水筒を使うときの注意点

- □ **水筒の内部にサビや傷がないかしっかり確認する**
  劣化している場合は新しい物に交換する。
- □ **酸性の飲み物を長時間入れておかない**
  スポーツ飲料、乳酸菌飲料のほか
  炭酸飲料、果汁飲料も酸性飲料。
- □ **使い終わったらすぐに洗う**
  中性洗剤で傷がつかないよう、
  やわらかいスポンジで洗い、水でよくすすぐ。
  フタやパッキンもしっかり洗い流し、十分に乾かす。

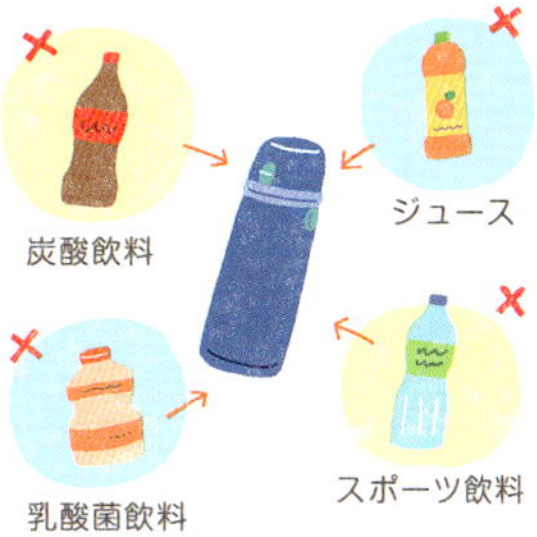

実際の中毒事例　**児童6人が頭痛、めまい、吐き気**

　朝7時半ごろ、粉末で溶かすタイプのスポーツ飲料を水筒に作り、14時ごろ、児童6人が飲んだところ、苦味を感じ、頭痛、めまい、吐き気を発症しました。

　通常は乳白色である飲料が青緑色に変色しており、検査の結果、高濃度の銅が検出されました。

　水筒内部が破損しており、長時間おいたことで、飲み物に銅が溶け出したことが原因と考えられました。

「カルシウム」を効率よく摂取する組み合わせ

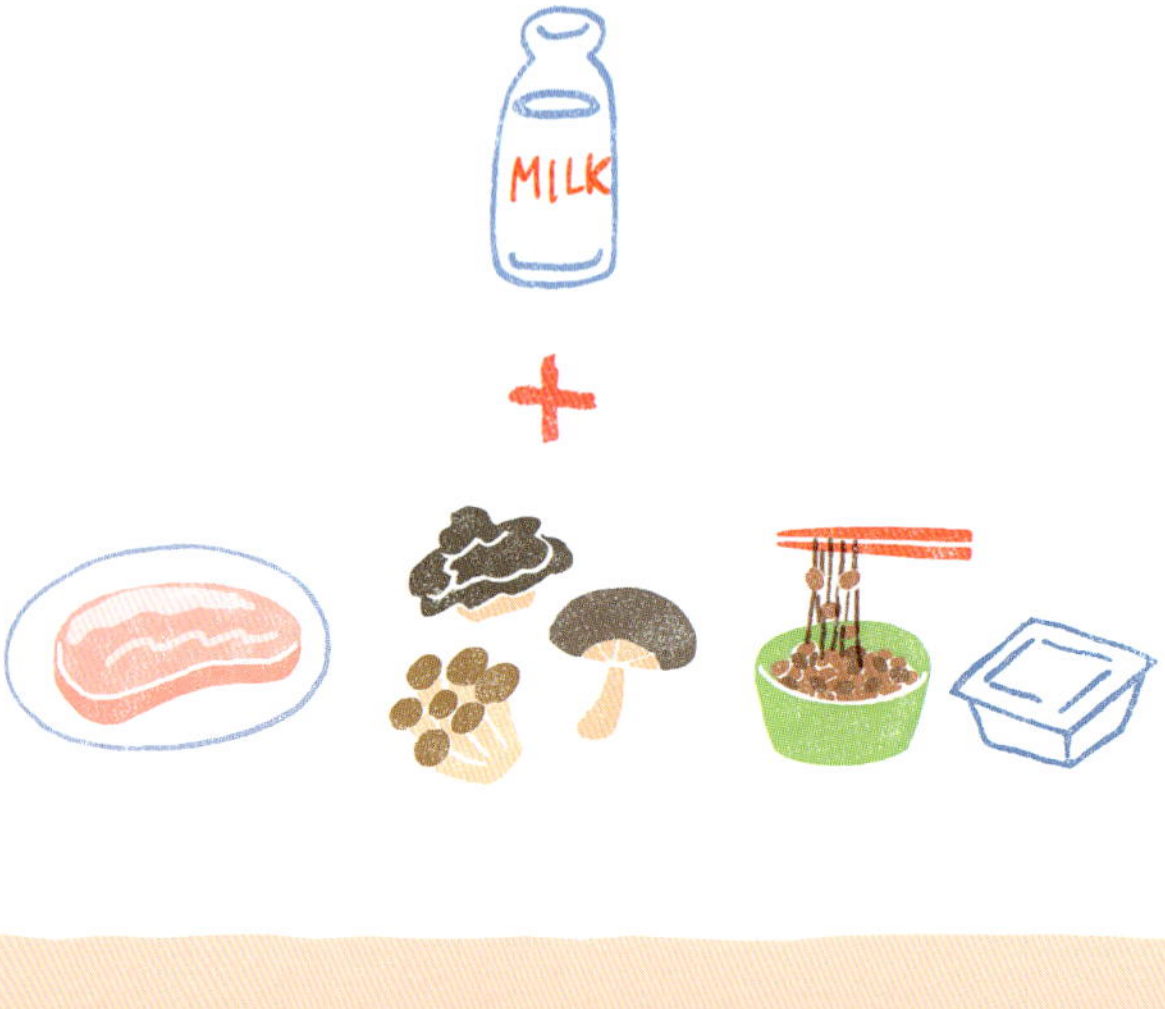

成長期の子どもは大人に比べて骨の成長が活発です。丈夫な骨や歯をつくるためにはバランスのよい食事と運動、睡眠が大切ですが、特にカルシウムはしっかりとりたい栄養素です。

カルシウムが多く含まれる食品には、牛乳などの乳製品、小魚や干しエビ、ひじき、大豆製品、小松菜やモロヘイヤ、大根の葉などがあります。しかし、カルシウムの吸収率は食品によって大きな差があり、牛乳・乳製品は約40%、小魚は約30%、青菜は約18%です。カルシウムは体内に吸収しにくい栄養素のひとつです。

たくさんとっているつもりでも腸での吸収率が悪いため、身体の隅々まで行きわたりません。よって慢性的にカルシウム不足の人が多いのが現状です。

効率よく摂取するには?

カルシウムの多い食品を食べるだけでなく、吸収を助けてくれる
栄養素も一緒にとるようにしましょう。

カルシウム

牛乳・乳製品、小魚、青菜

+

ビタミンD

魚介類
きのこ類

たんぱく質

肉、魚、卵
大豆・豆製品

ビタミンK

納豆、のり
おかひじき、春菊

クエン酸

梅干し、酢、レモン
グレープフルーツ

フラクトオリゴ糖

ごぼう、アスパラガス
にんにく、玉ねぎ

甘い清涼飲料水
飲みすぎ注意
時間と量を守って

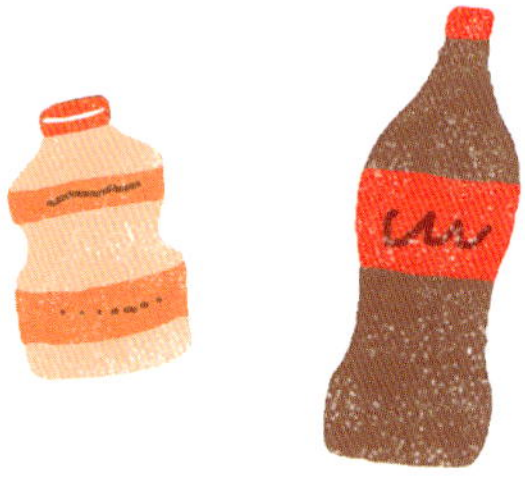

水分補給のために子どもに飲ませる飲み物は何にしていますか。水、お茶、ジュース、スポーツ飲料…。市販の清涼飲料水を必要以上に、子どもに与えるのは注意が必要です。

「市販の清涼飲料水に含まれる糖分が多い」ということを聞いたことがあるかもしれません。

糖分自体は人間に必要な栄養素です。しかしとりすぎると虫歯になってしまうだけでなく、おなかが膨れて必要な食事量が減ってしまったり、カロリーのとりすぎになったりすることもあるのです。

清涼飲料水は「おやつ」として飲む量と時間を守り、食事と一緒に飲ませないようにすることをおすすめします。日常の水分補給としては水かお茶を習慣づけるのがよいでしょう。

どれだけの砂糖が入っているの？

スティックシュガー（1本3g）に換算すると…

温州みかん濃縮還元ジュース（コップ1杯分）	＝ 8本
りんご濃縮還元ジュース（コップ1杯分）	＝ 9本
乳酸菌飲料（コップ1杯分）	＝ 9本
スポーツドリンク（500ml）	＝ 8〜11本
ヨーグルトドリンクタイプ（コップ1杯分）	＝ 13〜14本
炭酸飲料（サイダー・350ml）	＝ 12〜13本
炭酸飲料（コーラ・350ml）	＝ 14本

厚生労働省「保健指導における学習教材集」参照

家族の絆を強める
「幸せホルモン」
いっぱいに

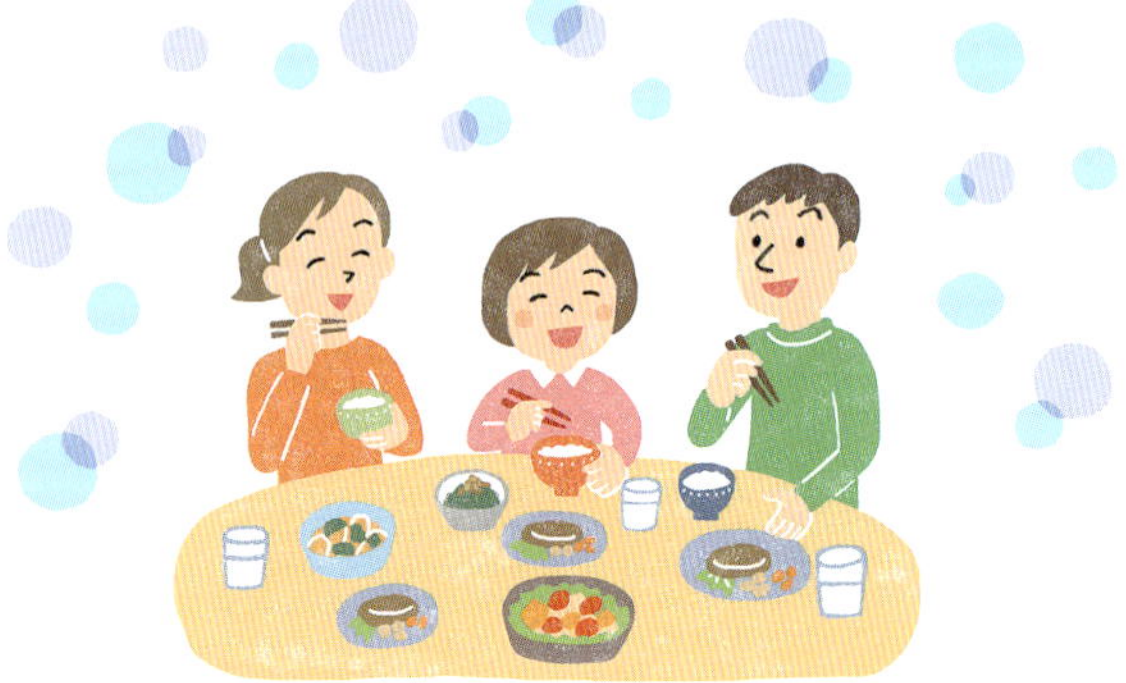

毎日仕事や育児に追われ、きちんと子どもと向き合えているのかな、と不安になる方もいらっしゃるのでは？

忙しくても子どもと一緒に食事をしている時は、落ちついて子どもと過ごす大切な会話の時間です。体と心がリラックスした状態で、話したり楽しく笑い合ったり…。そんな時には「オキシトシン」が分泌中といわれています。

「オキシトシン」は別名「愛情ホルモン」「幸せホルモン」とも呼ばれ、出産時の子宮収縮や母乳分泌を促す作用で知られています。これにより母親は母性に目覚め、絆を強め、無条件でわが子を愛することができるようになるそうです。

近年、医学研究ではオキシトシンが生殖と成長に深く関わるホルモンとしても注目されています。

オキシトシンを分泌するには?

親子間や恋人・友人同士など、
親密な関係で「ふれあい・スキンシップ」をする

手をつなぐ、ハグをするなど、肌と肌とのふれあいが代表例です。ペットと触れ合って幸せや楽しいと感じる時、アロマテラピーやマッサージなどで心と体がリラックスしている状態の時にも「オキシトシン」が分泌されます。

家族みんなで食事をする

「孤食」を避け（72ページ参照）、共食をすることです。家族みんなで食事をし、感謝の気持ちや作法を身につけましょう。

「食事の時間」を大切にして良好な親子関係が築ければ、成長してからも幼少期の家族との温かなふれあいにより、豊かな人間性を育てていくことにつながります。

一緒に料理して子どもの脳はフル回転

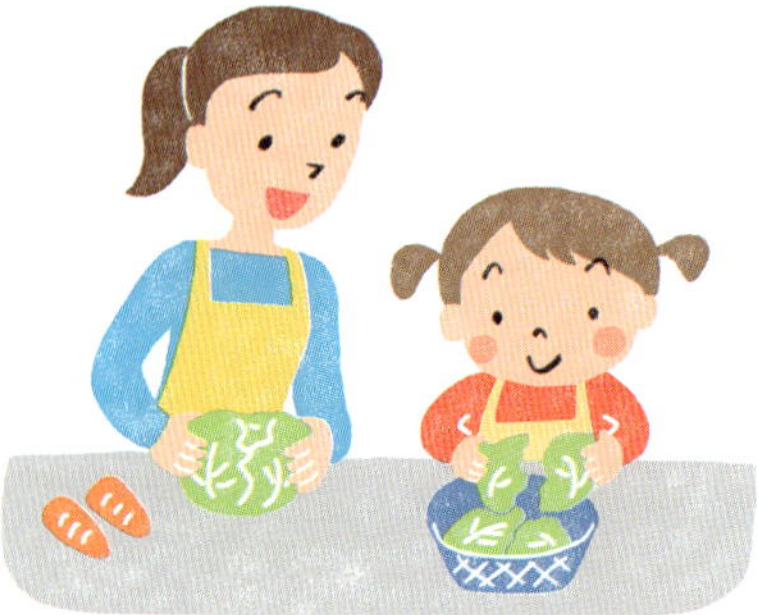

日ごろは大人が料理しがちですが、時間に余裕があるときは手間のかかる料理を子どもと一緒につくってみましょう。子ども自身で料理すると、嫌いな食べ物も食べられるようになり、でき上がる過程を知ることで食への関心も深まっていきます。

親と一緒に料理することでコミュニケーション能力や想像力・記憶力などが養われ、子どもの前頭葉を活性化させることもわかっています。また、親と一緒に楽しい時間を過ごすことは子どもの情緒安定にもつながります。

子どもが料理に興味を持ったときがチャンスです。でもそのとき、子どもがうまくできなくてもダメ出しは禁物です。できたことをほめてやる気を伸ばしてあげることが大切です。そうすると、もっと料理に集中し、頭をフル回転させ、いろいろなことを吸収していきます。

子どもの脳を育てるレシピ

塩バターパン

材料　(10個分)

A	強力粉	200g
	薄力粉	50g
	上白糖	5g
	塩	5g
	ドライイースト	3g
牛乳		150ml
バター①		30g
バター②		10枚
溶かしバター		適量
塩		適量

(少し大きめの粗塩や岩塩があればそちらを使用して下さい)

下準備

- 牛乳は人肌に温めておく
- バター①は常温においておく
- バター②は縦に長い方に沿って2～3mmの薄切り(10枚用意)にし、冷蔵庫で冷やしておく

作り方

1　ボウルに合わせたAと牛乳を入れ、全体がまとまったら台に取り出す

2　**1**をよくこね、ベタつかなくなったらバター①を加え､さらによくこねる。全体がまとまり､のばしたときにうすい膜ができるようになったら表面が滑らかになるようにきれいに丸め、ボウルに入れる

3　暖かい場所で40分程発酵させる(オーブンに発酵器がついている場合は35～40℃で利用)

4　指に小麦粉(分量外)をつけて、**3**の中心に指を入れ、生地が戻ってこなければボウルから取り出す

5　生地の空気を抜いて10等分にし、生地を丸める。丸めた生地を円すいにし、麺棒で20～25cmくらいにのばす

6　**5**にバター②をのせてバターロールのようにクルクル丸め、形を整える。残りも同様に作業する。天板にのせてかたく絞った布巾(またはペーパータオル)をかぶせ、暖かいところで15～20分休ませる。その間にオーブンを210℃に予熱する

7　**6**に溶かしバターを塗り、塩を振ってオーブンで12～15分焼く

第四の食事
とっても大事な
幼児の「おやつ」

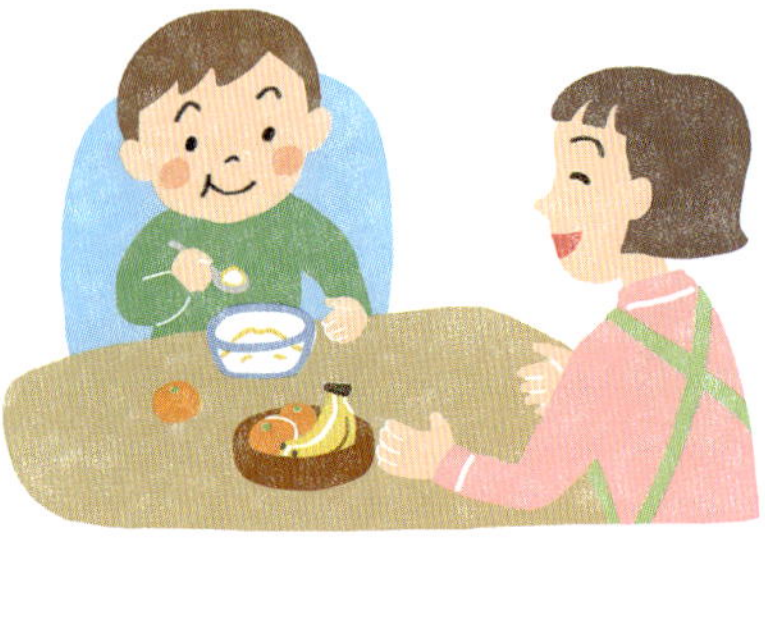

幼児の胃はまだ小さく、消化機能も発達中で、3度の食事だけでは栄養が不足してしまいがち。それを補うのが「第四の食事」としてのおやつです。

おやつの回数は1～2歳児は午前（朝食と昼食の間）と午後（昼食と夕食の間）の1日2回まで、3～5歳児は午後（昼食と夕食の間）1回が一般的です。

食事の間隔が短い午前には牛乳や果汁100%ジュース、間隔が長い午後はミニおにぎりやふかしいも、りんご、バナナなど炭水化物やビタミン豊富な野菜や果物を取り入れたものがよいでしょう。水分補給は水かノンカフェインのお茶にし、なるべく決まった時間に食べるようにしましょう。そうすることで自然と食事のリズムがついてきます。

幼児のおやつに

特に不足しがちな「乳製品」「豆類」「果物」がおすすめです

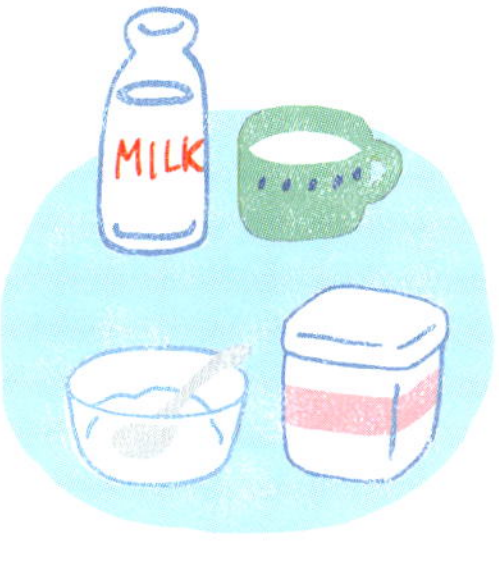

乳製品

子どもの骨や歯の成長に欠かせないカルシウムがたっぷり含まれています。子どもは大人の2倍の量のカルシウムをとることが望ましいです。

豆類

大豆は「畑の肉」といわれるほど良質なたんぱく質や脂質、食物繊維などが含まれています。大豆そのものは消化不良を起こしやすいため、きなこや豆乳、豆腐などがおすすめです。

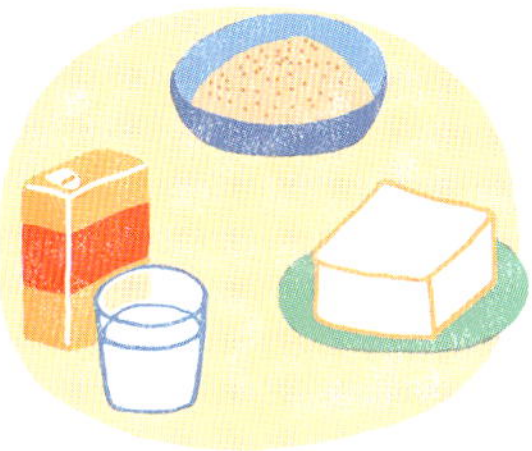

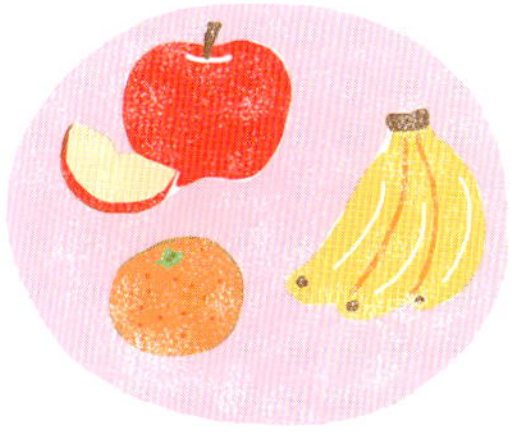

果物

ビタミンやミネラルがたっぷりで、体の調子を整えてくれます。旬の果物を取り入れるとよいでしょう。

しっかり睡眠
適度な運動
バランスのよい食事で
病気知らず

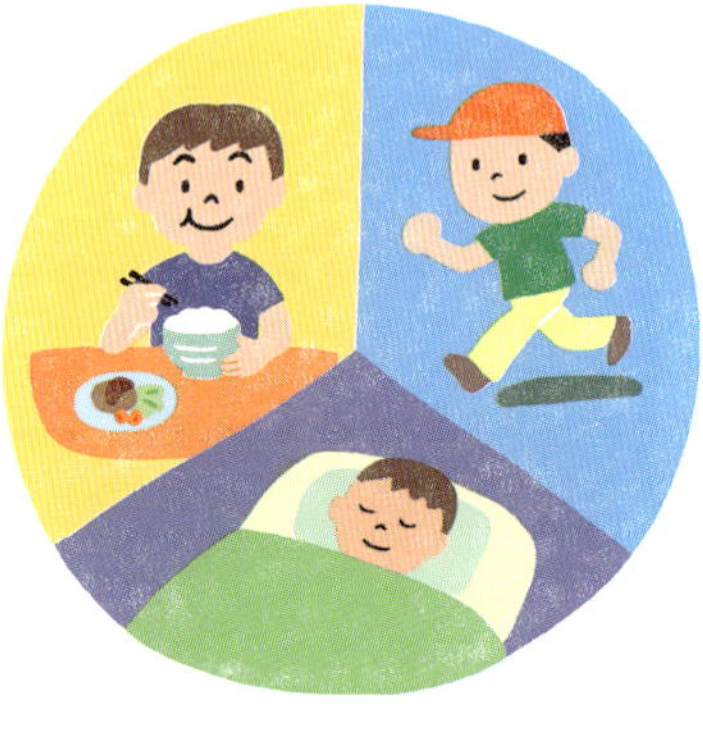

免疫力をアップさせるために、しょうがや唐辛子など体を温める食品をとりましょう、とか、腸内フローラを整えましょう、などと聞いたことはありませんか。「免疫」を簡単に言い換えると、体が病気にかからないようにする「防御システム」といえます。風邪のウイルスや食中毒の原因となる菌が体内に入ったときに異物を取り除こうとします。この力を免疫力と呼び、健康を維持するためには欠かせないシステムです。免疫は生まれたときから持っていたものと、生活していく中で獲得したものがあり、これらは日々の生活習慣で強くすることも、弱ってしまうこともあります。

　皮膚や粘膜を丈夫にしたり、腸内環境を整えて善玉菌を増やしたりするほか、異物と闘う細胞をよい状態に保つようにしましょう。

免疫力を高める方法

栄養バランスのよい食事

特に味噌や納豆、ヨーグルトなどの発酵食品を意識してとることで、腸内細菌のバランスが整います。にんじんやほうれん草に含まれるβ-カロテンは血管を強化し、粘膜を保護してくれます。
レモンやみかん、ブロッコリーに含まれるビタミンCも免疫力やウイルスに対する抵抗力を高めます。体をつくる肉や魚などのたんぱく質や腸の調子を整える食物繊維も大事な栄養素です。

しっかり睡眠をとる

理想の睡眠時間は大人が6～8時間、子どもが9～11時間。夜更かしは翌朝の目覚めを妨げるだけでなく、子どもにとって重要な成長ホルモン分泌や脳の働き、集中力にも悪影響です。

適度な運動をする

鬼ごっこやなわとび、サッカーなど、なるべく薄着で走り回って筋肉をつけ、体温を上げましょう。体内にウイルスが侵入してきたときに闘う免疫細胞が活発に働いてくれます。

お弁当の食中毒対策大丈夫？

菌をつけない
増やさない

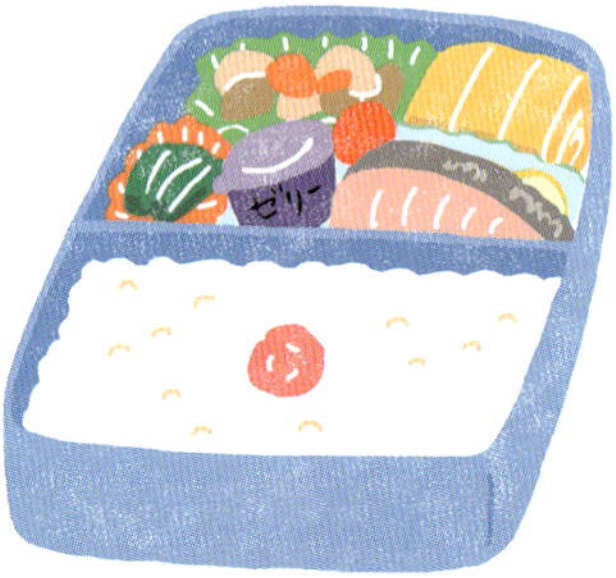

じめじめする梅雨や夏場は気温・湿度ともに高くなり、食中毒が発生しやすい時期です。持ち歩いたり、作ってから食べるまでに時間が空いたりするお弁当は特に注意が必要です。

発生している食中毒のほとんどは、ノロウイルスまたは細菌感染によるものです。代表的なものは、ブドウ球菌（おにぎり、ちらしずし）、腸炎ビブリオ（刺し身やすしなどの魚介類）、サルモネラ菌、O-157（食肉、卵）、カンピロバクター、病原性大腸菌（食肉）です。これらは吐き気・おう吐・腹痛・下痢などの症状を引き起こします。

食中毒を予防する三原則は「菌をつけない」「菌を増やさない」「菌を殺す」です。新鮮な食品を購入し、清潔な調理器具、丁寧な手洗いを意識して調理しましょう。

Check!

食中毒対策！　調理のポイント

- □ **生ものは入れない**
  肉や魚はしっかり加熱し、野菜もなるべく素揚げにしたり、蒸したりする。
- □ **「水分」はできるだけ除く**
  水分が多いと細菌が増える恐れがある。おかずの汁気はしっかり切る。
- □ **「酢」「梅干し」「しょうが」などを利用する**
  殺菌・抗菌効果のある食材を活用する。
- □ **素手で食べ物に触れない**
  おかずは清潔な菜箸を使い、おにぎりはラップに包んで握る。
- □ **前夜のおかずは再加熱する**
  しっかり加熱して、冷ましてからお弁当箱に詰める。
- □ **練り物や食肉加工品も加熱する**
  ちくわやかまぼこ、ハムなどは傷みやすいので、しっかり加熱する。
- □ **おかず同士をくっつけない**
  細菌が繁殖しやすくなるため、抗菌シートやカップなどでガード。
- □ **保冷剤や保冷バッグを使用する**
  冷気は上から下へと流れるため、保冷剤はお弁当箱の上にのせるのが効果的。
  冷凍したカップゼリーを入れるのもOK。

栄養バランスのよい食事で「良い汗」かこう！

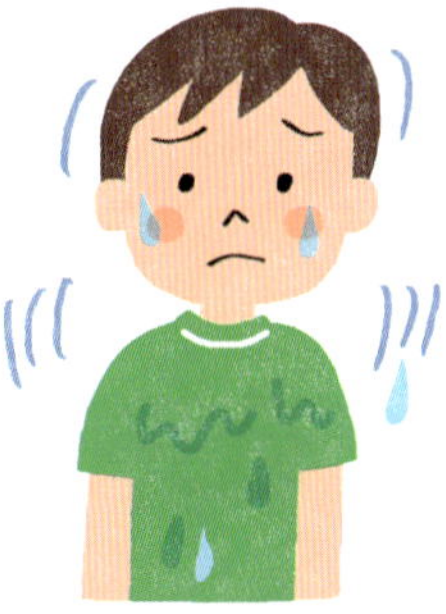

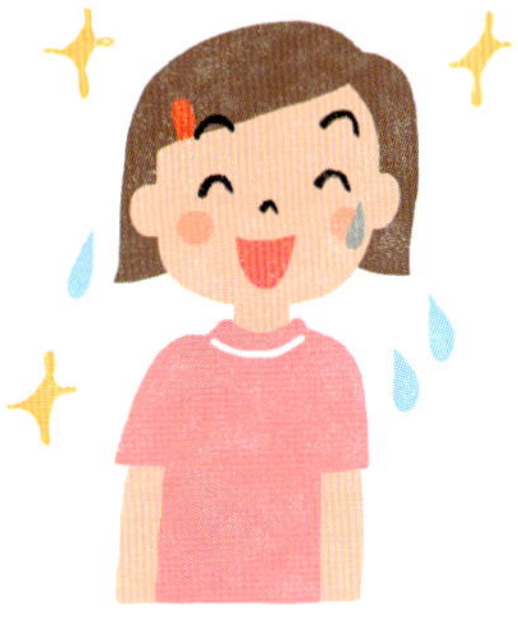

汗の原料である血液は、汗の出口である汗腺に取り込まれます。その後、水分以外の成分(ミネラルなど)の大半は再び血液中に戻されます。そのミネラルの再吸収がスムーズに行われているかによって、「良い汗」「悪い汗」の違いが生まれます。

良い汗の特徴

- 水のようにサラサラしていて、蒸発しやすい
- 汗の粒が小さい
- 汗に塩分のミネラルが含まれず、なめても味がしない
- 熱中症になりにくい
- 雑菌が繁殖しにくく、においが少ない

悪い汗の特徴

- ベトベト、ネバネバして蒸発しにくい
- 汗の粒が大きい
- 汗に塩分やミネラルが含まれており、なめるとしょっぱい
- 熱中症になりやすい
- 雑菌が繁殖しやすく、においが出る

良い汗をかくための食事のポイント

1 栄養のバランスのよい食事を心掛ける

低脂肪で、植物性の食品を中心に、様々な種類の食品をとる。特に和食はおすすめ。

2 ミネラル分(特に亜鉛)を多く含んだ食品を積極的に摂る

亜鉛を含んだ食品…カキ、レバー、ウナギなど。

カルシウム、鉄、カリウムなどのミネラル分を多く含んだ食品…緑黄色野菜や海藻類など。

良い汗を作るには、汗の材料となる血液を健康に保つことが重要で、そのためにはこれらのミネラルは必要不可欠です。

3 規則正しい食生活を心掛ける

ホルモンは体のあらゆる働きに関わり、汗の分泌とも密接な関係があります。

4 ニオイの強い食品や刺激の強い香辛料などのとりすぎに注意

消化・吸収された食品のにおいが血液を通じてそのまま出てしまいます。

5 食物繊維が豊富な食品を多めにとる

豆類・こんにゃく・海藻などの食物繊維は、腸内の悪臭を防ぐ善玉菌を増やして、体の中からにおい予防します。

虫歯予防のカギは「シュガーコントロール」

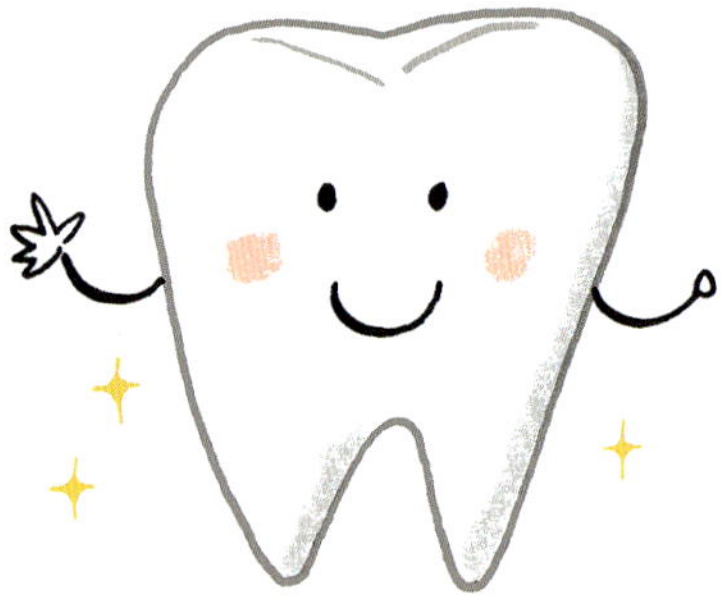

「シュガーコントロール」とは、糖分の摂取をコントロールすることで、虫歯菌の栄養になるものを少なくし、菌の繁殖を抑えることです。口内の環境を整えることで、虫歯になりにくい習慣を身につけることがポイントです。食生活を見直すきっかけにもなります。

「子どもに甘いものはダメ!!」と我慢させすぎるのも、無理なくできればよいのですが、逆にストレスがたまってしまうかもしれません。「1日〇個まで」など親子でルールを決めたり、果物やさつまいもなど自然な甘さのものを選んだりするとよいでしょう。口溶けのよいヨーグルトなどもおすすめです。

食後の歯磨き、歯間ブラシやデンタルフロス(歯間用糸)などでの仕上げ磨きがとっても大切です。

注意したいおやつ

砂糖の量が多いもの

甘いおやつに気を使っていても甘いジュースを飲んでしまったら台無しです。
水やノンカフェインのお茶など無糖の飲み物を選びましょう。

口の中に長くとどまりやすいもの

キャンディーなど長時間口の中にとどまると虫歯発生率が高くなります。

歯にくっつきやすいもの

キャラメルやスナック菓子など食べかすが残ると、口の中にとどまりやすくなります。

虫歯予防レシピ

パリパリせんべい

材料

ご飯 …………………… 1膳分(150g)
桜エビ ……………… 大さじ4(12g)
白ごま …………………… 大さじ1(9g)
塩 …………………… 小さじ1/3(2g)
※オーブンを200℃に予熱しておく

作り方

1 桜エビ・白ごまは鍋で煎る
※香りがグーンとよくなる
2 ボウルに温かいご飯・塩・**1**を加えてつぶしながら混ぜ合わせる
※冷たいご飯の場合は電子レンジで温めてください。温かい方が、ご飯粒がつぶれやすく、塩がなじみやすいです
3 クッキングシートに**2**をはさみ、麺棒で2～3mmの厚さになるようにつぶしながらのばす
4 オーブン200℃で20～25分焼く

夏バテ防止
たっぷりビタミンB_1と
酸っぱいもので
疲労回復

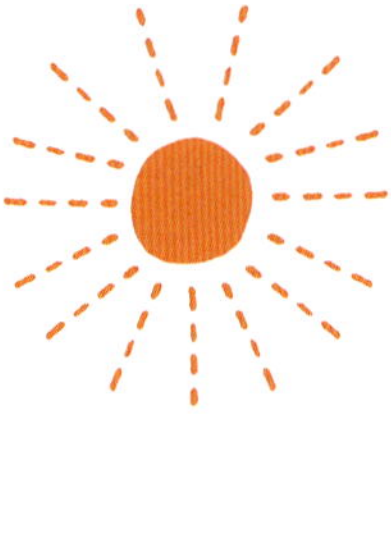

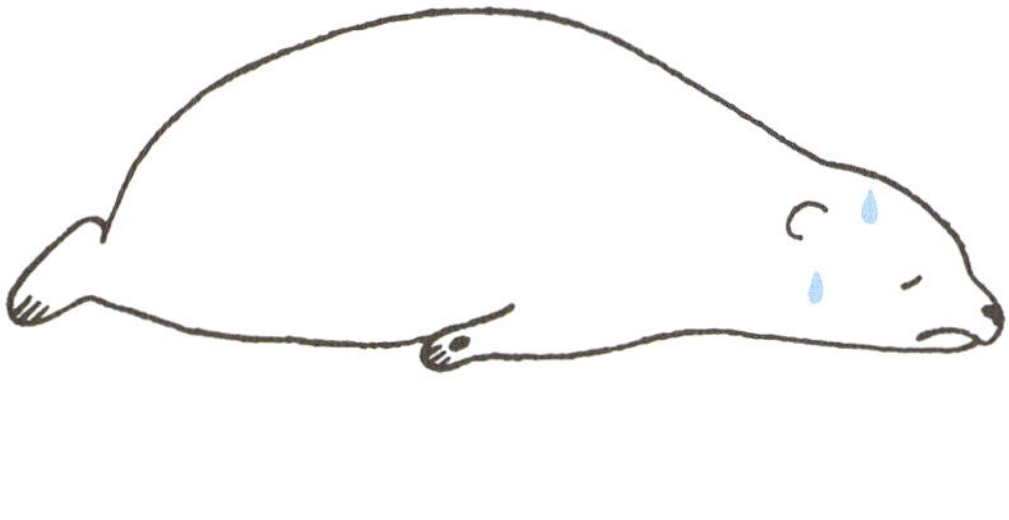

夏バテの原因は三つあります。

一つめは「自律神経の不調」によるものです。自律神経には体温を調節する機能がありますが、湿度の高い日本では汗の蒸発が妨げられたり、クーラーの効いた室内と暑い外との温度差によって体温調節が難しくなり、熱が体内にこもって疲れやすくなったりします。

二つめは「水分不足」によるもので、汗をかいた分の水分を補給しないと頭痛やおう吐につながります。

三つめは「胃腸の働きが悪くなる」ためです。暑いときは皮膚の血管が拡張し、汗をかくために体の表面に血液が集まるので胃腸への血流が少なくなります。すると胃酸が少なくなって胃腸が疲れ、食欲不振になってしまいます。

夏バテを防止するには?

ビタミンB_1をとろう

ビタミンB_1はブドウ糖をエネルギーに変えるのに必要な栄養素であるだけでなく、体温調節機能を司る自律神経の働きを整え、疲労回復に役立つ栄養素。ビタミンB_1が不足すると、ブドウ糖がエネルギーに変わりにくくなり、疲労物質である乳酸が増えて夏バテ症状を引き起こしやすくなります。ビタミンB_1はウナギ・豚肉・アジ・大豆（納豆・豆腐）・切り干し大根・玄米・枝豆などに含まれています。

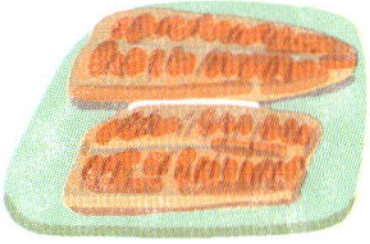

酸っぱいものを食べよう

暑さやだるさで食欲が落ちやすくなりますが、疲労回復効果のあるレモンや梅干しなどクエン酸を含む食材をとるとよいでしょう。レモンの爽やかな香りにはストレスを和らげる働きもあり、安眠効果も期待できます。

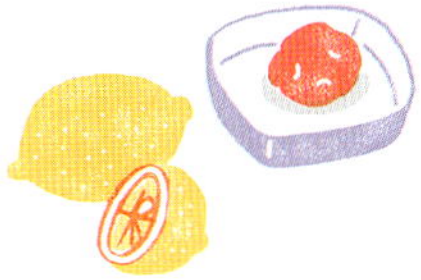

冷たいものをとりすぎない

冷たいジュースやアイスクリームを適量食べるのは効果的ですが、冷たいモノばかり食べていると体が冷えるので血のめぐりが悪くなり、胃腸が弱まり、さらに食欲不振になるという悪循環の原因になります。

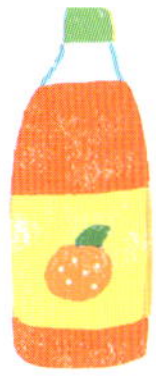

視力低下を防ぐ栄養素で目の健康を守ろう

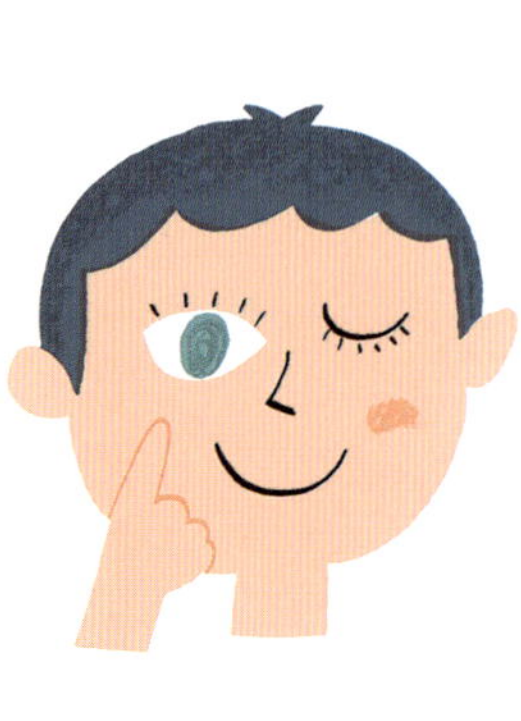

スマホやゲームなどを見る機会が増え、子どもたちの視力低下が心配されています。ポリフェノールのアントシアニンやビタミン類など視力低下を防ぐ栄養素を豊富に含む食材をメニューに取り入れ、目の健康を守ることが大切です。

スマホやゲームを楽しくやるルールづくりを家庭内で行うことが視力低下を防ぎます。

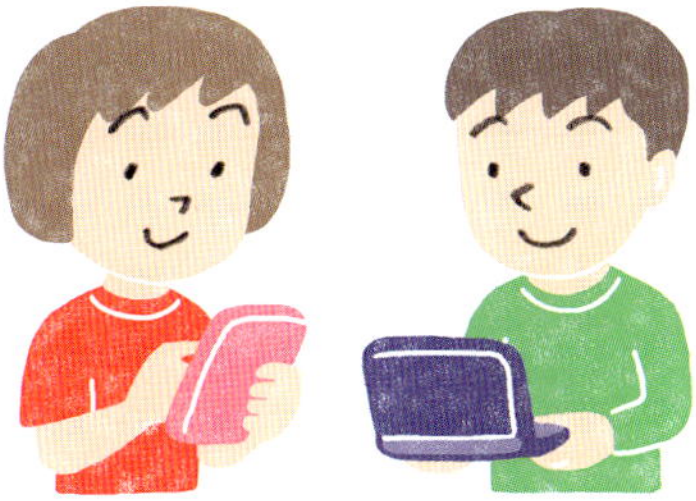

目の健康に必要な栄養素

ポリフェノール（アントシアニン）

赤色や紫色などの野菜や果物の多くには「アントシアニン」が含まれています。強力な抗酸化作用を持ち、細胞の老化を防いで視力回復に役立ちます。ブルーベリーやイチゴ、なすなどに含まれています。

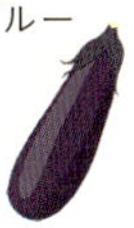

ビタミンA

にんじんやかぼちゃなど、色の濃い野菜である緑黄色野菜にはβ-カロテンがたっぷり。β-カロテンは体内で必要な分だけビタミンAに変化し、目の角膜や網膜を正常に保ってくれます。

ビタミンB群

ビタミンB_1やB_{12}は視神経の働きを促して視力低下を予防し、ビタミンB_2は目の充血、眼精疲労の改善、ビタミンB_6は水晶体の代謝や免疫機能を高めるなど、目にとって大切な栄養素です。豚肉や玄米、卵、バナナ、チーズなどに含まれています。

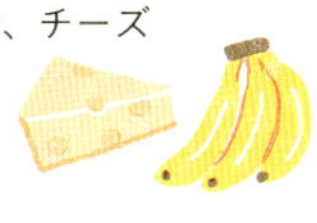

DHA

人や魚の目の網膜などにたくさん存在し、視覚の情報伝達をスムーズにしてくれます。青背の魚（イワシ・サンマ・アジ・サバなど）に多く含まれています。DHAを効果的に摂取するには、刺し身など生食が適しています。

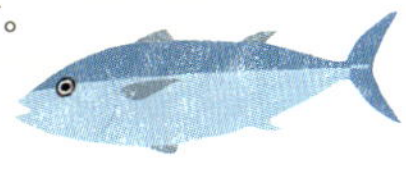

子どもには危険！アルコール入りのお菓子に注意

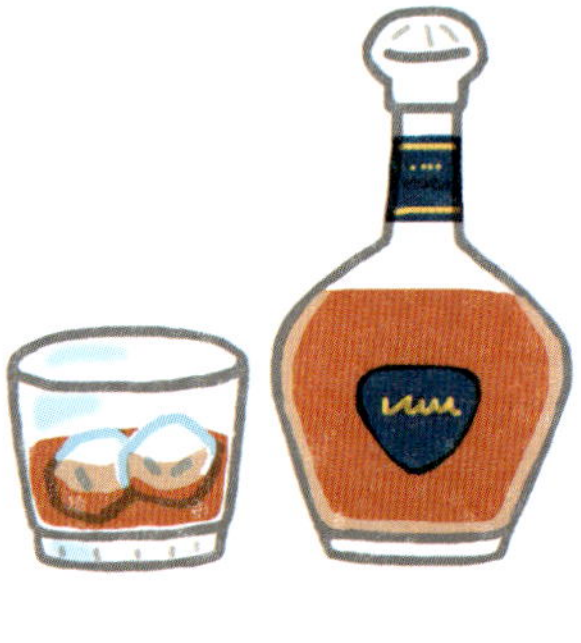

日本では未成年の飲酒は法律で禁止されています。それはほんの少しの量でも子どもにとっては負担がかかるからです。

子どもの場合、脳が未発達でアルコールを摂取することで、記憶力や判断力、意欲の低下が起こります。

また肝臓や腎臓といったアルコール分を分解してくれる機能も十分に働いていないため、大人よりもずっと低い濃度で急性アルコール中毒になってしまう可能性があるのです。

飲酒の場合は１％以上のアルコールを含んでいると「酒類」として規制されていますが、お菓子に関してはアルコールがそれ以上含まれていても法的な規制がされていません。原材料欄や注意事項をよく確認してから子どもたちに与える必要があります。

どんなお菓子に入っている？

パウンドケーキ

洋酒が使われているものが多く、知らずに子どもに与えてしまうと具合が悪くなってしまうケースがあります。

贈答用のゼリー

洋酒やワインが含まれているものがあります。アルコール濃度はものによって違いますが、確認してから与えましょう。

チョコレート

コンビニなどで売られているチョコレートでも洋酒入りのものがあるので注意が必要です。

＊ほかにも、海外のおみやげなどでもらったお菓子にもお酒が入っている可能性があります。

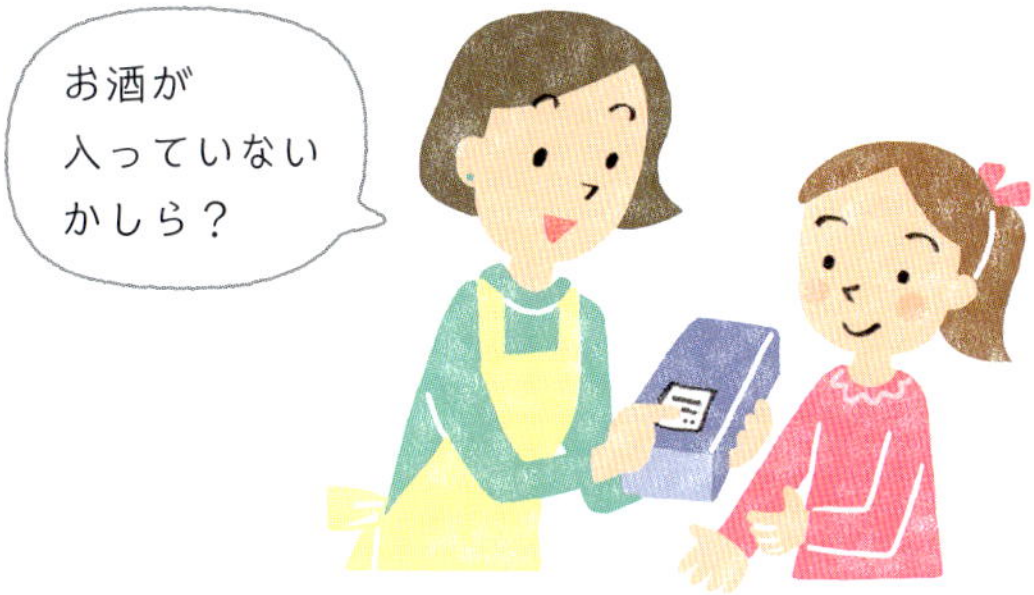

伸び力
2

食卓の
コミュニケーションで
ぐんぐん伸びる

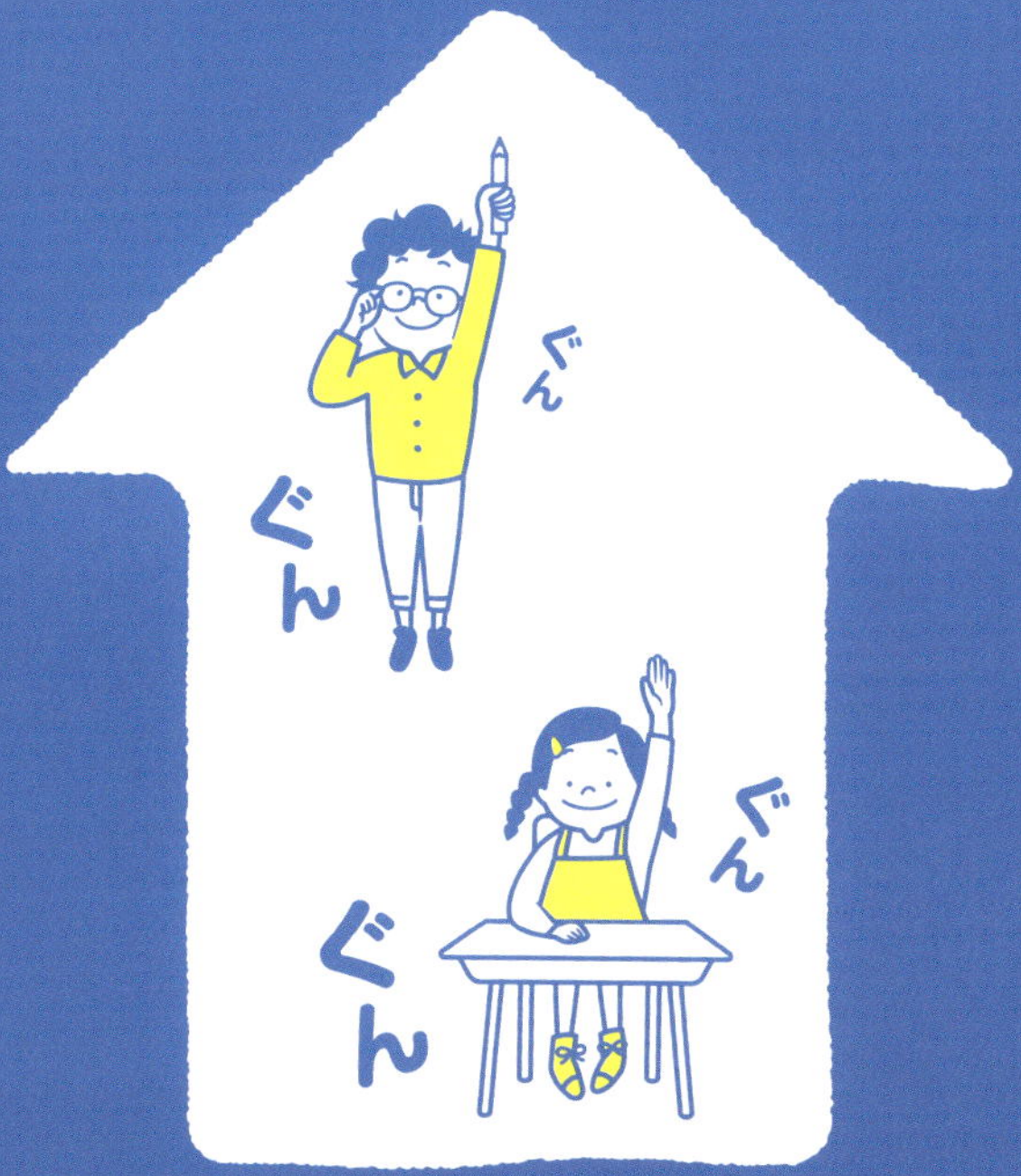

「残さずきれいに食べて！」「正しくお箸を持ちなさい！」。食卓で子どもを注意する時、ついきつい口調になっていませんか。せっかくの楽しい食卓も台無しになってしまいます。

子どもと一緒に料理をしたり、「いただきます、ごちそうさま」の意味を考えたり、食卓は大切なコミュニケーションの場です。家族みんなが集まりたくなる食卓を目指してみましょう。

「おいしそう」「かわいい」で
テンションUP！
「五感」を刺激して
脳もいきいき

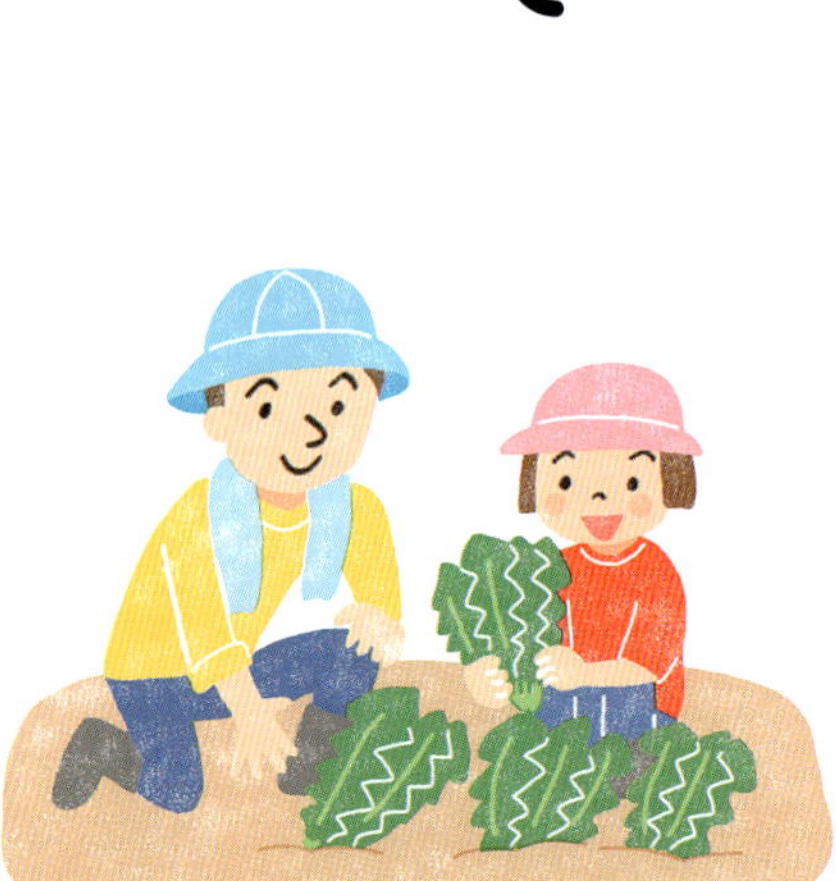

「五感」とは、視覚・聴覚・嗅覚《きゅうかく》・味覚・触覚の感覚のことを指し、「食」は五感を全て同時に使う唯一の行為です。また、「おいしい」と感じる感覚は「味覚」だけではなく、盛り付け、歯ごたえ、香り、舌触りなど五感が複合的に作用して感じるものなのです。

特に子どもは「視覚」からの情報が強いといわれています。見た目が「おいしそう」、「かわいい」と、テンションは上がり、食べる意欲も高まります。また、みんなで食べたり大人がおいしそうに見せたりすることも大切です。

味付けはできるだけ薄味にし、新鮮な素材を選んで、素材が持つ本来の「うまみ」を味わい、味覚の幅を広げてあげることも大切ですね。

五感が刺激されることで、子どもの感受性が養われ、また脳も活性化します。

五感を育てる！ 食の体験をさせよう

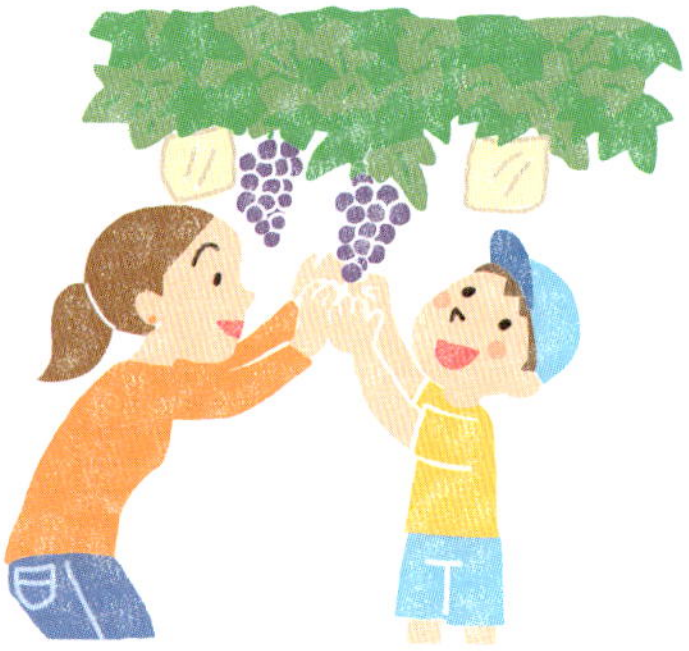

料理を一緒に作る

親子で作業することで、料理の楽しさを味わえる

果物狩りなどに行く

果物の特徴などを知ることができる

食材に触れさせる

新鮮な素材などについて考えることができる

野菜を育てる

食べ物を作ることの大変さ、ありがたさを実感する

食事中のＮＧマナー「くちゃくちゃ」「カチャカチャ」実は親がしていたのかも

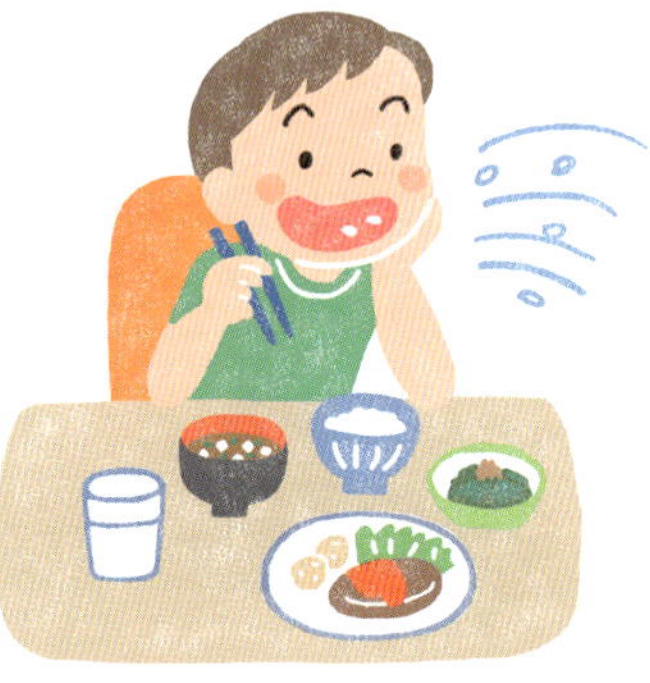

子どものころ、しっかり親に教えられたはずの食事マナー。大人自身がいい加減になっていませんか。

食事マナーは、繰り返し教えていくことが大切です。なにより一緒に食事をしている人に不快な思いをさせないためにも、最低限のマナーを守って楽しく食事をすることが重要です。食の「しつけ」や「習慣」は、本来小さいころから家庭でしっかりと身につけていくものです。

しかし、共働きの世帯が増加して多忙を極めるようになり、家庭でのしつけが十分ではないと考えられるようになりました。文部科学省も食育推進基本計画に「あらためて食事マナーを意識的に学ぶ場が必要」と定めています。これを受けて、食事マナーを本格的に学べる場として、ホテルが主催するテーブルマナー教室にも注目が集まっています。親子で参加してみるのもいいかもしれませんね。

NGマナー

口を開けて音を立てる

くちゃくちゃ音を立ててかみながら食べる人を見ると不快に感じてしまいます。口に食べ物が入ったまま話すこともやめましょう。口から食べ物が飛ぶ原因にもなります。

食器類で音を立てる

カチャカチャとスプーンやフォーク、お箸でお皿をたたいたり音を立てたりするのはマナー違反です。

食事中の立ち歩き

食卓に座ったら「いただきます」から「ごちそうさま」のあいさつをするまでは立ち歩かないように約束させましょう。

食卓にひじをつく

何気なくひじをついてしまうこともありますが、背筋を伸ばすことで、テーブルとの間にすき間ができ、ひじをつくことも少なくなります。

茶碗を持たない

きちんと茶碗を口の前に持って食べましょう。食べこぼしも防げます。

栄養豊富な
サンマをきれいに食べて
学力アップ

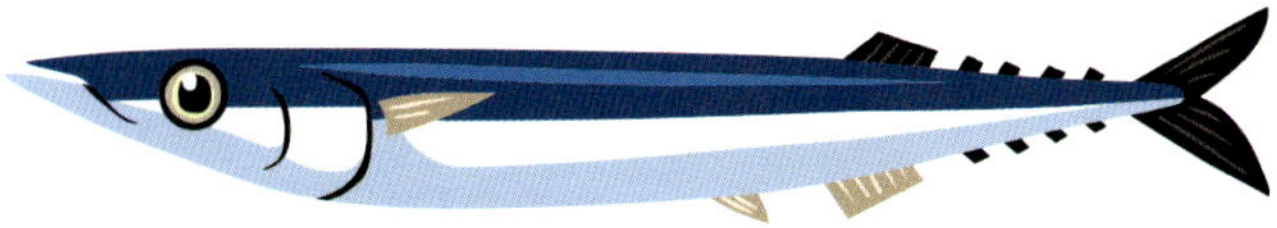

サンマは良質のたんぱく質をはじめ、神経細胞などを合成・修復するビタミンB_{12}、カルシウムの吸収を高めるビタミンDが豊富に含まれています。さらに不飽和脂肪酸には脳を活性化させ学習能力の向上に役立つといわれるDHAや血液をサラサラにしてコレステロール値を下げるIPA（EPA）が含まれています。焼き魚にした際にはぜひとも脂も一緒にしっかり食べましょう。

魚の切り身であれば骨も少なく、身がほぐしやすいですが、サンマなど頭と尾びれがついた焼き魚は手ごわいものです。

子どもに焼き魚を挑戦させるならサバ・カレイ・ほっけなどは小骨が少なく、身ばなれがよいので、そこからスタートするとよいでしょう。最初は難しいかもしれませんが、徐々に上達し、キレイに食べられるようになれば達成感を得ることができます。

焼き魚の食べ方

1 身の中心（中骨の真上）に箸で切り目を入れます。

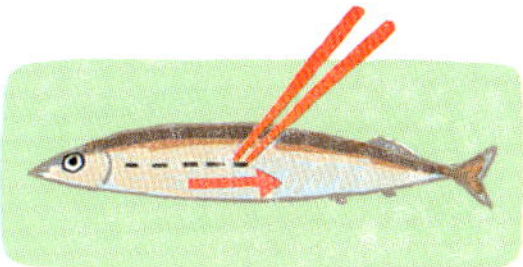

2 頭から尾に向かって左から右へと、ひと口大に身をかたまりにして外します。身をあちこち箸でつついてしまうと細かく散らかり、皿の上が汚れてしまいます。

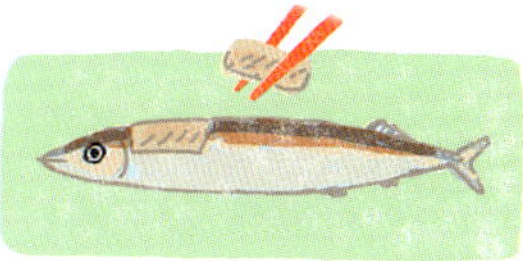

3 まず上身から食べ、終わったら頭や中骨を左手で押さえ、中骨と下身の間に箸を入れ、左から右に箸を滑らせ尾を持ち上げると中骨がすっと外れます。そして下身を食べます。このとき、魚を裏返すのはマナー違反です。

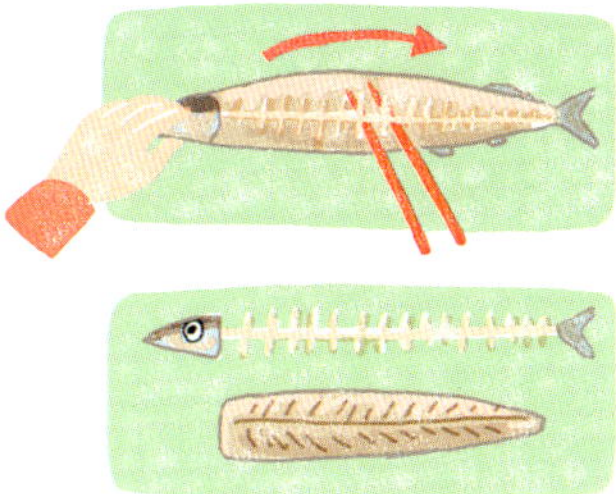

※魚を手で押さえたりするので、食べるときにお手拭きを食卓に用意しておくとよいでしょう。
※ワタや皮を残す場合は、皿の1か所に集めるようにしましょう。

食卓でコミュニケーション能力を育む

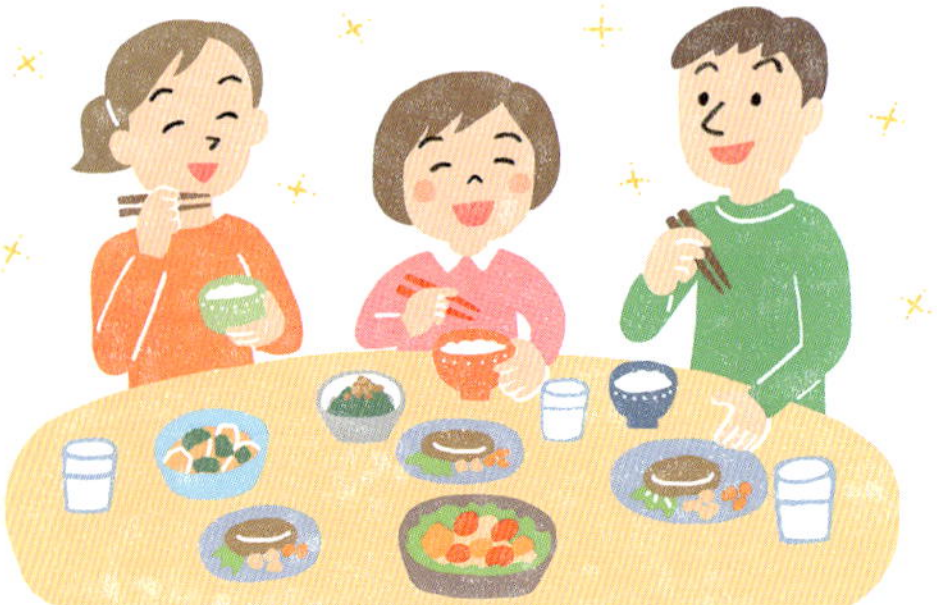

近年、人々のライフスタイルの変化によって、家族全員で食卓を囲むことが難しくなってきています。しかし、子どもにとって食卓はとても大切な「学びの場」であり、家族でコミュニケーションを深めていく場でもあります。子どもは家族と食卓を囲むことで、人の話を聞くことや、自分から話すといった基本的なコミュニケーションを学ぶことができます。

「いただきます」「ごちそうさま」などのあいさつが身につくだけでなく、食事のマナーを教えることで、相手への配慮や思いやる心の育成につながります。子どもは毎日家族と食卓を囲むだけでも、人と上手につき合うために必要なコミュニケーション能力を身に着けることができるのです。

子どもと話してみよう
『いただきます』『ごちそうさま』のこと

いただきます の意味は?

植物や動物などの命に対して、「あなたの命を私の命にさせていただきます」という感謝の気持ちがこめられています。

料理を作ってくれた方、野菜を育ててくれた方、魚をとってくれた方など、食べ物が口に届くまで関わった全ての方々への感謝の意味もあります。

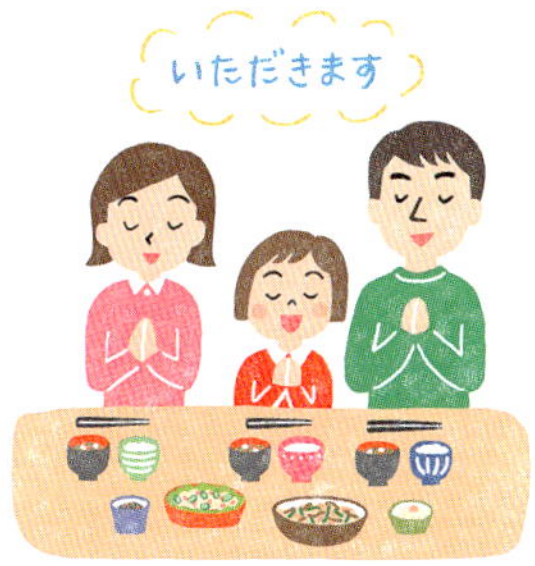

ごちそうさま の意味は?

漢字で書くと「御馳走様」。昔は食材を手に入れるのがとても大変でした。お客様に食事を出すために馬を走らせたり、自ら狩りをしたり、走りまわって準備したそうです。その様子から「馳走」という言葉に「もてなし」の意味が含まれるようになりました。

さらに丁寧語の「御馳走」という、ぜいたくで豪華な料理をさすようになりました。そこまでして食事を用意してくれた方への感謝の気持ちをこめて「ごちそうさま」とあいさつするようになりました。

混ぜる、ちぎる、運ぶ…「お手伝いしたい！」は子どもの可能性を伸ばすチャンス

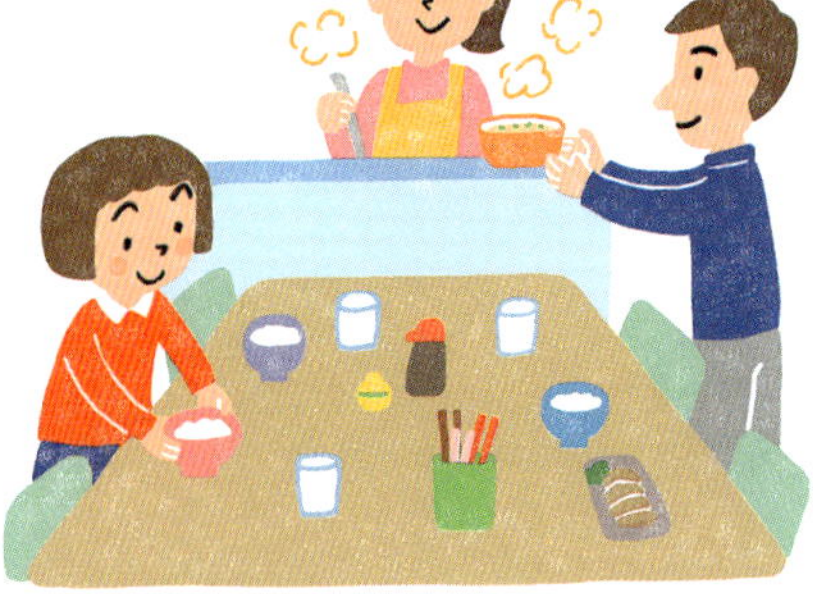

子どもがお手伝いをしたいという気持ちは心身ともに成長している証しで、自分の力を試してみたいという意欲の表れでもあるようです。「人の役に立つ」喜びを知り、他者への思いやりが芽生え、最後までやり終えた達成感から、自分に自信が持てるようになります。また、どうやったらできるか、どうやったらうまくいくのか要領を得るようにもなります。役割を与えられることで責任感が強くなるという効果が期待できます。

「子どもがやりたい！」と思ったお手伝いをさせてあげられると、「好奇心」や「探求心」を育てることにつながります。

子どもには難しいことや危険なことはきちんと親が判断し、その子の年齢に見合ったお手伝いをさせてあげるとよいでしょう。一度にたくさんのお手伝いを頼まないこと、失敗しても決してしからないことが、長続きするポイントです。

最初は簡単なこと、短時間でできることから!!

運ぶ、さげる

お箸やスプーンの準備、食器を運び食卓に並べる、食事が終わったらさげる

水に戻す

ひじきや切り干し大根など乾物を「水に戻す」

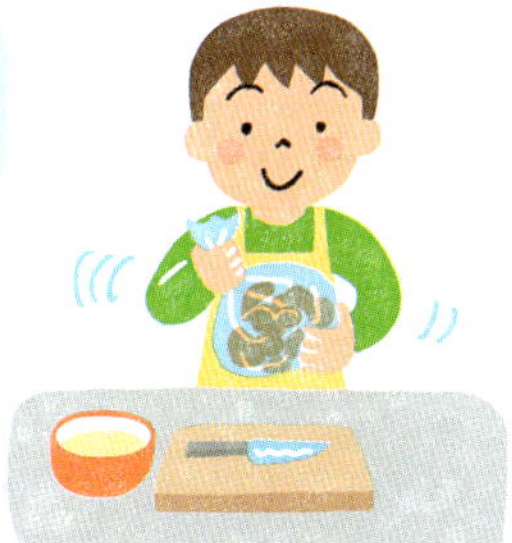

ちぎる

レタス・こんにゃく・海苔などを「ちぎる」

もみ込む

ビニール袋の上から「もみ込む」

混ぜる

ごま和えなどの調味料を「混ぜる」

「三角食べ」で味覚を養おう

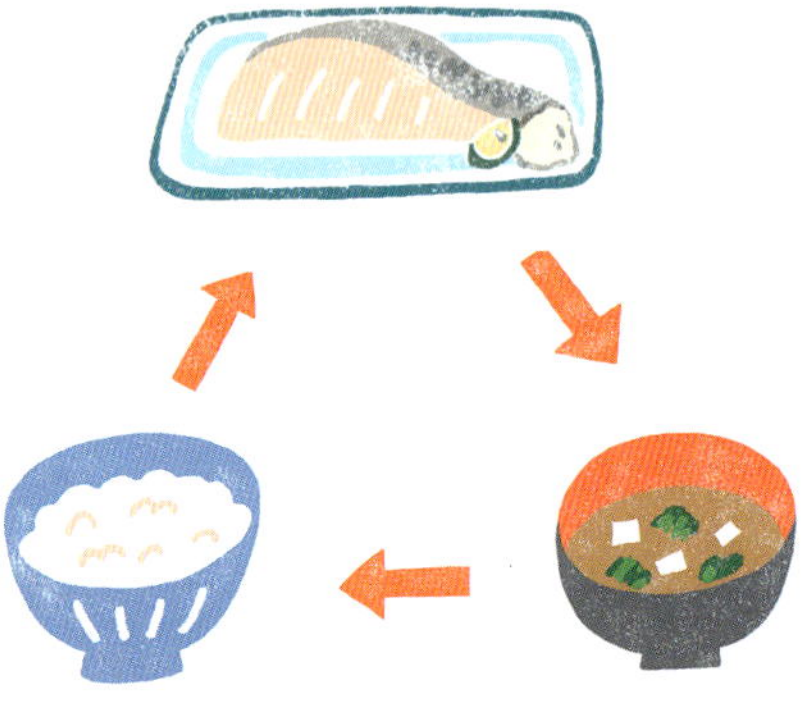

一品食べ終えたら次の一品を食べる「ばっかり食べ」が増えています。日本人は従来、「三角食べ」をしてきましたが、食生活の変化によって、この食べ方ができなくなっているようです。

「三角食べ」とは、和食特有の食べ方で、ご飯→主菜→副菜(汁物)の3つがそろっていて、それらを均等に少しずつ食べていくことです。順序よく食べると、お箸が三角形に動くことから「三角食べ」と呼ばれています。

子どもに「おかずはご飯と一緒に食べてね!」と口を酸っぱくして言っても、好きなおかずを先に食べ続けてしまい、最後にご飯が残ります。あまりガミガミ言うのではなく、「ご飯と一緒に食べるとおいしいよ!」と楽しく伝えることも大切です。

三角食べの3つのメリット

1 口の中で料理を混ぜ合わせることができる

ご飯と一緒に食べると口内で味付けの濃さを調整することができます。「口中調味」といい、味の深みや幅を広げることができ、味覚も養われます。

2 消化の働きをよくし、脳を活性化させる

口中調味でしっかり味わうことによって、時間をかけてしっかりかめるので、消化の働きを助けます。きちんとかむ回数が増えると、脳が活発に働き、記憶力や集中力を高め、歯にもよいです。

3 栄養バランスがとれる

1種類のおかずを先に食べておなかいっぱいになることを防ぎ、栄養の偏りがなくなります。また、1種類ずつ食べるより栄養が効率よく吸収できます。

「？」で話して
「！」で返す
食卓での会話

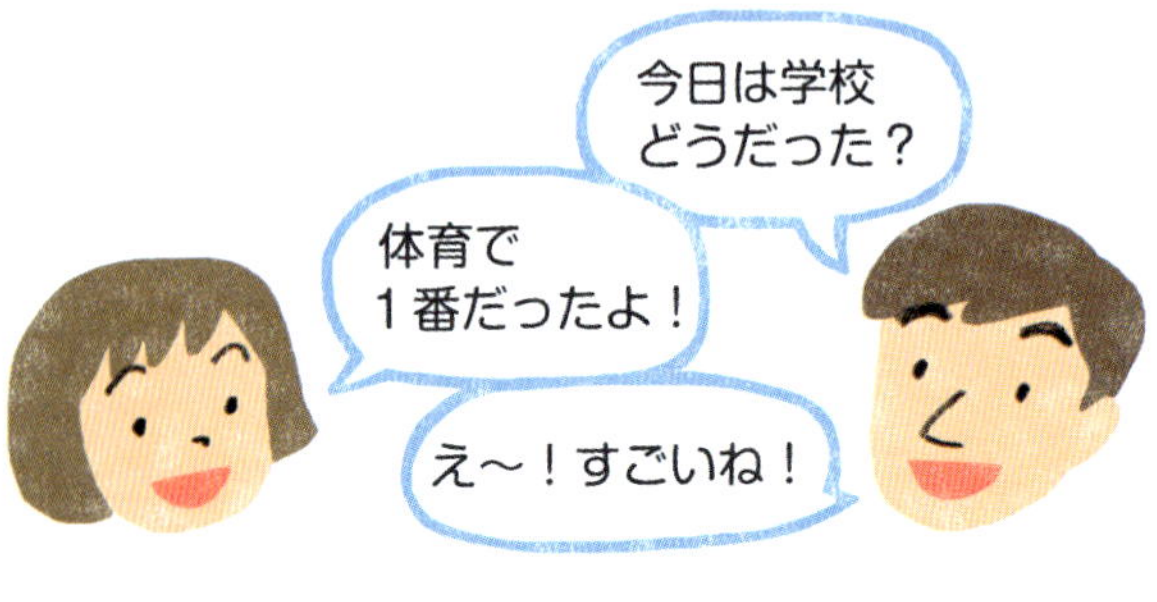
今日は学校
どうだった？
体育で
１番だったよ！
え〜！すごいね！

「口は命の入り口、心の出口」といわれます。会話のない食事、テレビを見ながらの食事、厳しいしつけのために緊張感漂う食事で、子どもの心の出口をふさいでいませんか。

「食べて、話して、笑う」

そんな楽しい食卓は、命をつなぎ、心をつないで、人と人のつながりを確かめ合える大切な場所です。子どもは大人をまねながら食事の作法や礼儀、態度を学ぶと同時に、表情と言葉で感情を伝え合う方法や、相手の気持ちを理解して自分の考えを伝える力を獲得していきます。

食事が始まる前にテレビを消すのを子どもの日課にしてみたり、「?」をひとつだけ投げかけてみたりしてみませんか?

楽しい食卓の会話のコツ

「?」で話して「!」で返す

「今日はどんなことがあった?」「どんな味がする?」と疑問形「?」で話しかければ、子どもの理解力や論理的思考、表現力が高まります。「そうなの!」「すごいね!」と感嘆符「!」で反応すれば、子どもは自己肯定感を得られます。

まずは大人が「おいしいね」

大人が「みんなと食べるとおいしいね、楽しいね」というメッセージを伝えれば、子どもは家族の温かな関係を確かめられます。ありのままの自分を受け入れられている実感につながります。

「いい質問だね」は魔法の言葉

質問は好奇心の表れです。まずは「いい質問だね」とほめてあげましょう。「どう思う?」とたずね返す習慣をつければ、子どもの思考力と伝達力が磨かれます。

「こ食」を避け
家族で食卓を囲んで
おなかも心もいっぱい

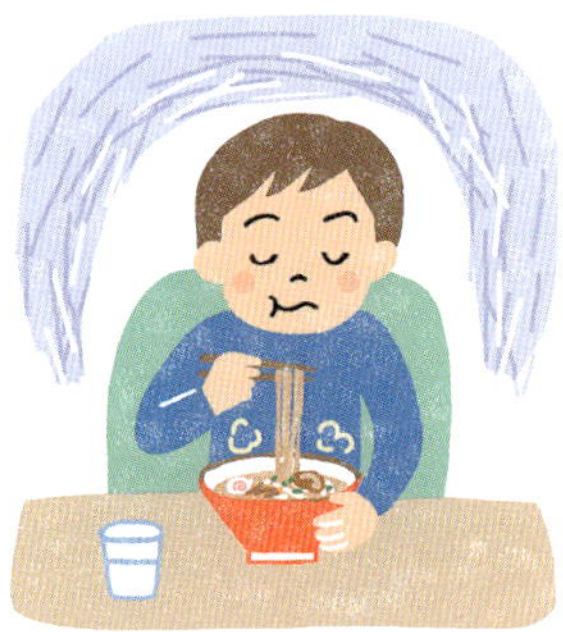

社会環境やライフスタイルの変化とともに、家族そろって食事をする機会が減少しています。この中で子どもの食生活に悪影響を与える食べ方として問題になっているのが「こ食」です。ひとりでさみしく食べる「孤食」、家族がそろっているのに、それぞれが別々なものを食べる「個食」などいろいろな「こ食」があります。

味に敏感で繊細な時期だからこそ、食卓を家族で囲むひと時は本当に大事な時間です。豊かな食卓は、おなかを満たすだけでなく、心や体をも満たしてくれるのです。それが本当の意味で「健康的」といえるでしょう。

ぜひ「こ食」を避け、家族で食卓を囲んで楽しい食事の時間を過ごしてください。

6つのこ食とは?

孤 食

一人で食事をすること

しつけをされず、何を食べても怒られない

個 食

家族がそろって食べているのに、
各々が別々のものを食べていること

協調性がなく、わがままになりやすい

固 食

同じものばかり食べること

栄養バランスが偏る

粉 食

パンや麺など、
粉ものばかり食べること

かむ力が弱くなる・油脂をとりがちになり、
血糖値も上がりやすくなる

小(少)食

食事の量が少ないこと

成長期に必要な栄養がとれず、抵抗力が落ちる、
やる気が出ないなどの症状が出やすい

濃 食

加工食品や味の濃いものを食べること

味覚が育たず、塩分をとりすぎてしまう

味覚オンチが心配
薄味を心掛けて
子どもの味覚を
育てよう

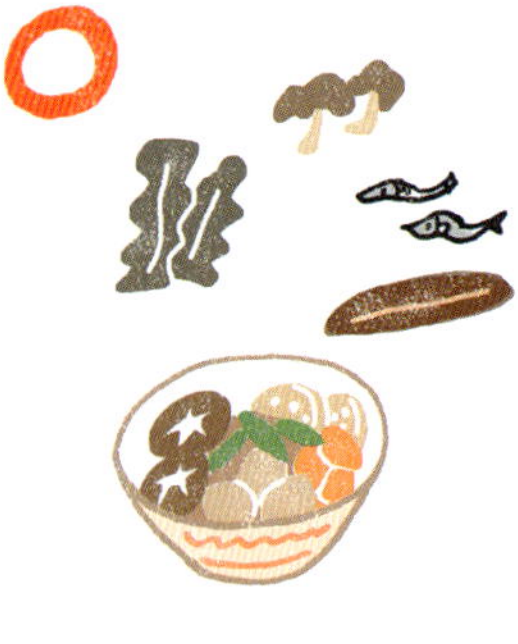

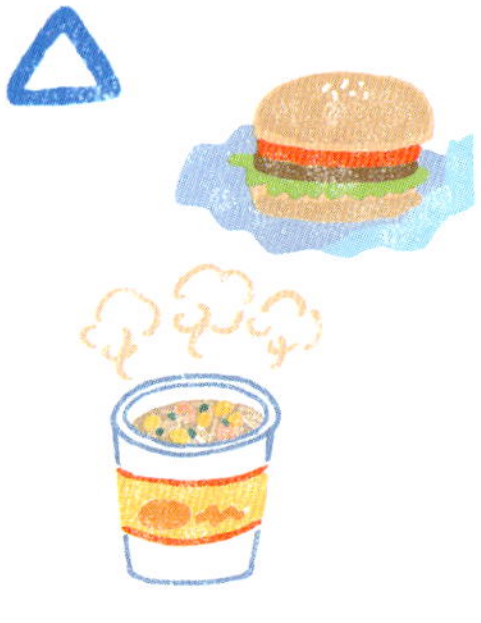

子どもはジャンクフードを好み、味の濃いものを食べる傾向にあります。

味覚とは『甘味』『酸味』『塩味』『苦味』『うま味』の5つの基本味からなっています。味覚を感知する味蕾《みらい》は、新生児ほど味に対する反応が強く、味蕾の数は成人の1・3倍あります。子どもは成人より味に対してとっても敏感です。

人間は本能的に甘味・うま味・塩味を好みます。これは母乳と関係していて母乳のエネルギー源である炭水化物は甘味、たんぱく質であるアミノ酸はうま味、ミネラルであり生きるために必要である食塩は塩味です。

母乳は濃い味ではないので、低年齢時期から濃い味を覚えてしまうと奥深い味覚の発達を阻害します。「味覚は一生」ともいわれますが、正しい味覚を育てるために、成長に合わせて様々な味にチャレンジしていきましょう。

味覚オンチにならない４つの条件

1 薄味を心掛ける

新鮮・厳選された素材で、素材そのものが持つ「うま味」を味わうことが大切。だしをきかせて調理すると、だしのうま味によって調味料に頼らなくても味を感じやすくなります。

2 唾液《だえき》が出るようによくかんで食べる

味を感知する味蕾は舌だけでなく上あごやのどにもあるので、よくかんで、口の中全体で味わうとおいしさが何倍も広がります。

3 口の中をきれいに保つ

歯磨きやうがいで口やのどをきれいに保つことで味覚を感じやすくし、食べ物の微妙な味がわかるようになります。

4 亜鉛をとる

ファストフードやインスタント食品などの加工食品には、亜鉛の吸収を妨げるリン酸塩などの食品添加物が含まれているため、加工食品ばかり食べていると亜鉛不足に陥ります。亜鉛はカキ・カニ・豚レバー・牛肉などに多く含まれています。

正しくお箸を持って
手先が器用に
脳も発達

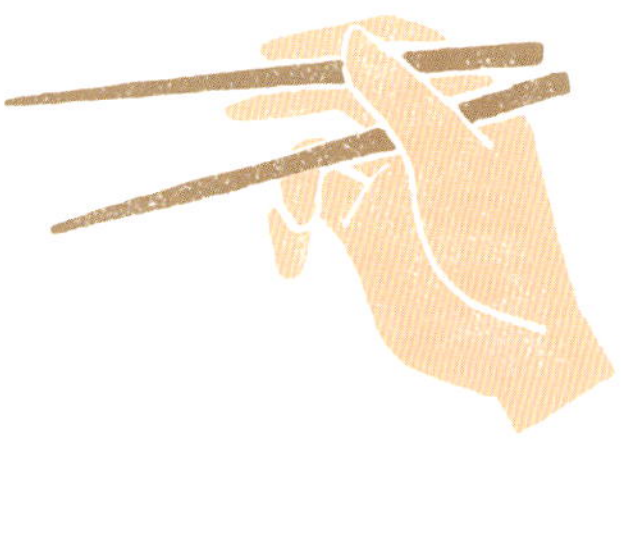

初めて食べることを経験する離乳食、最初は手づかみで食べ物の形やかたさを確認しながら食べます。そしてスプーンが使えるようになり、お箸が使えるようになります。このとき大人自身がきちんとお箸を持てなければ子どもにも教えられません。

昔から、「箸先五分、長くて一寸（一寸は約3㎝にあたる）」と言われるように、箸先1・5〜3㎝のところを使い、あまり汚さずに食べることが基本です。正しい箸使いはひと口分に適した大きさに切ったり取ったりすることが容易にできるので、美しい動作へとつながります。

子どものころから正しい箸使いを身につけることは脳の発達と手先の器用さにもつながります。

正しいお箸の長さ

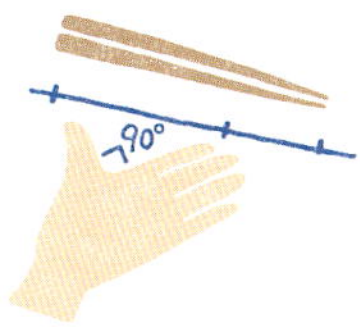

適したサイズは親指と人差し指を直角に広げ、親指と人差し指の先を結んだ長さ（一咫《あた》）の1.5倍の長さが目安といわれています。

正しいお箸の持ち方

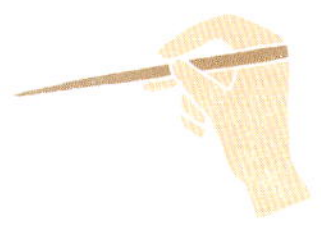

1 箸は箸先から3分の2あたりのところを持つ

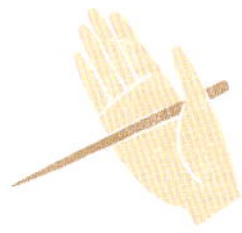

2 下の箸を親指の根元にはさむ

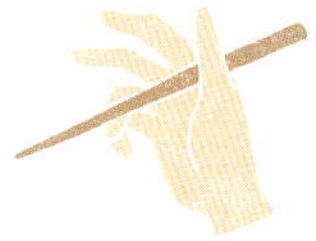

3 薬指を軽く曲げ、第一関節の上に下の箸をおき、親指と薬指で支える

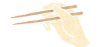

4 上の箸は親指の腹ではさみ、中指の第一関節の上におき、人差し指で支える

5 小指は薬指に添わせる。2本の箸先をそろえ、下の箸は動かさないようにし、上の箸は親指を支点にして人差し指と中指ではさむようにして上下に動かす

子どもと一緒に覚えておきたい和食の配膳

SNSなどで、料理の写真を載せる方がここ数年でグッと増えました。見ていると、料理はおいしそうなのに、どこか違和感がある写真がチラホラあります。実はそれらの写真、「ご飯」と「汁物」をおく場所が逆だったのです。

和の基本的な配膳は「一汁三菜」です。一汁三菜とは、ご飯・汁物・主菜・副菜・副々菜からなる、和食の構成のこと。それぞれおく位置が決まっており、この一汁三菜のおき方が和食の配膳の基本となります。

一汁三菜は平安時代後期の絵巻物にも描かれており、約１０００年以上続く和食の基本形といえます。品数や食材が多く、栄養バランスがとりやすく健康的ということから、世界的にも注目を集めています。

正しい並べ方は?

二菜・三菜 副菜

煮物や和え物など野菜を主に使ったビタミン、ミネラルなどを補う料理。

一菜 主菜

肉や魚、卵などを使ったたんぱく質を摂るための料理。

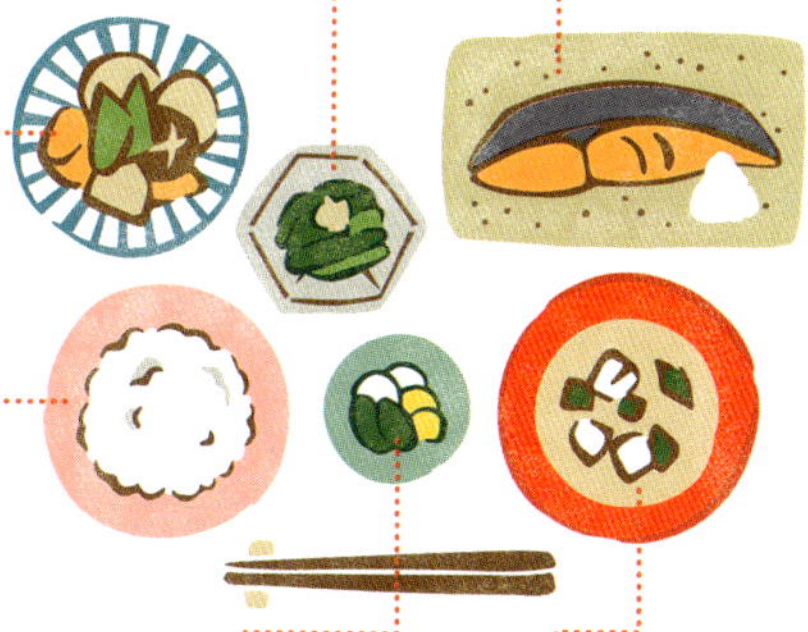

主食 ご飯

香の物 お漬物

一汁 汁物

水分補給のほか、食べ物を飲みこみやすくする。

盛り付けにも注意!

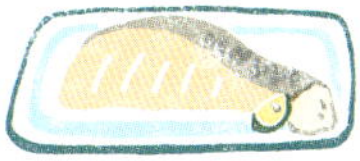

焼き魚

一尾の場合、頭は左、腹は手前に来るように盛り付けます。頭がない切り身は、幅の広い方を左に、皮を向こう側にして盛り付けます。

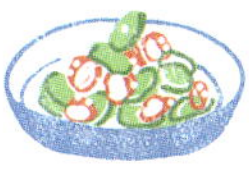

和え物や小鉢

和え物や小鉢などバラバラになりやすいおかずは、土台を太く上を細くして高さを出す「天小地大」にするのが良いとされています。

眠りのよいサイクル
家族みんなで
「早寝早起き朝ごはん」

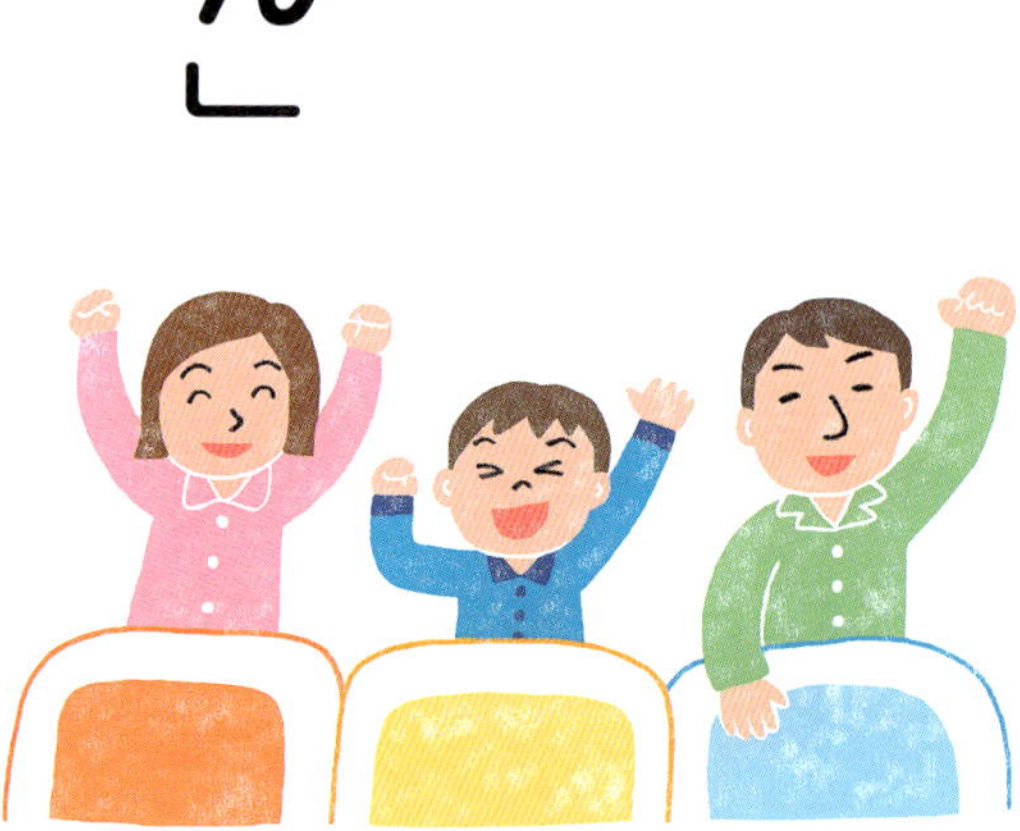

夜型生活の子どもが増えて朝食を食べずに学校へ行き、授業中に集中できなかったり、眠くなってしまったりといった問題を受けて、文部科学省が「早寝早起き朝ごはん」を提唱しました。近年は大人でも朝活ブームが広まっています。

一人ではなかなか続きませんが、家族でゆるやかに「早寝早起き朝ごはん」に取り組むことをおすすめします。最初はインスタントのみそ汁やスープを飲んでみること、「朝に何か口にする」ことから始めてみましょう。温かいものを食べると体も目覚めやすくなります。徐々に慣れてきたら、食パンや白飯など、おかずに合わせて主食も一緒にとります。家族一緒だと、お互いに声を掛け合い、挫折しにくくなりそうです。

眠りのよいサイクルをつくりだそう

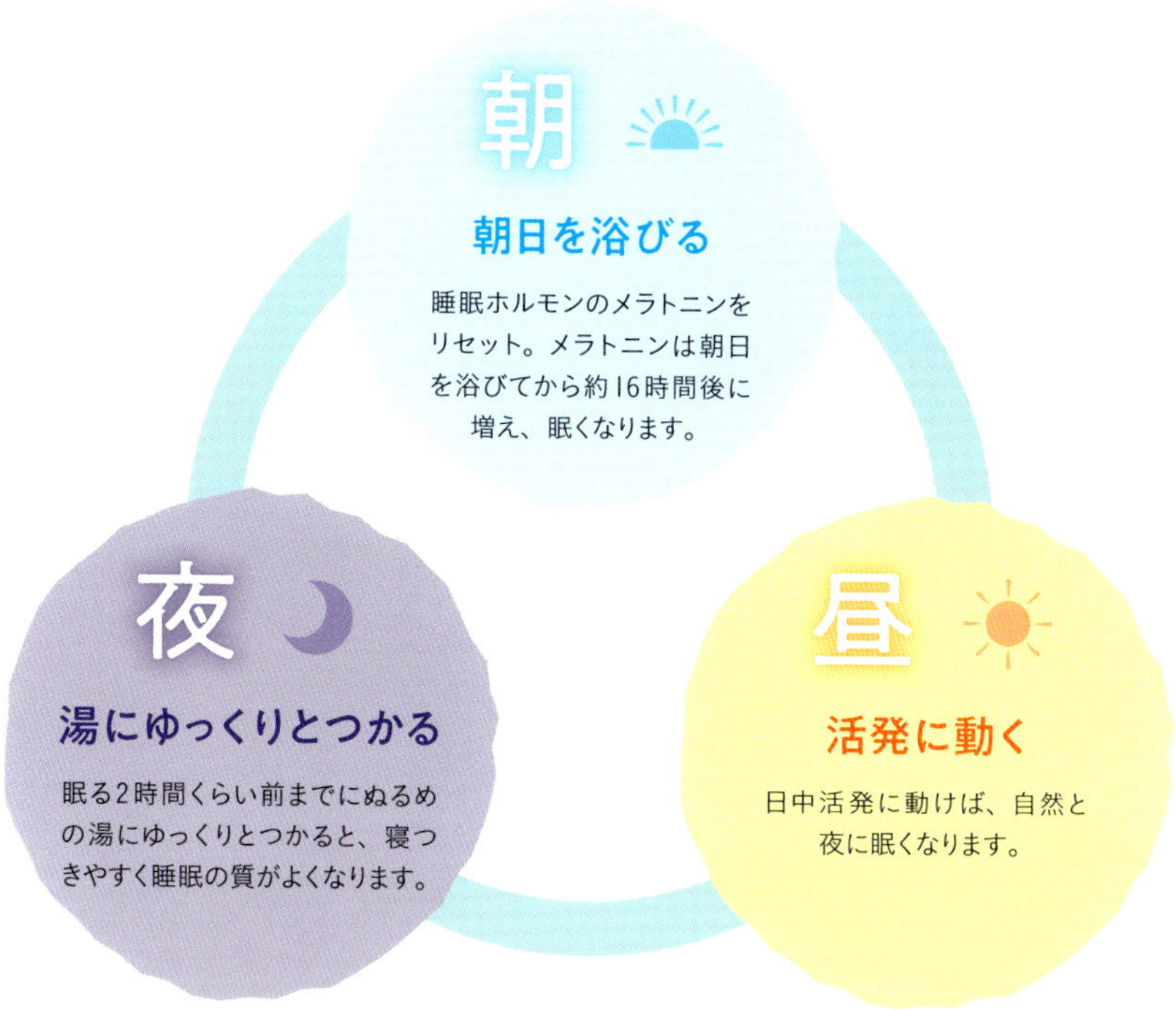

朝
朝日を浴びる
睡眠ホルモンのメラトニンをリセット。メラトニンは朝日を浴びてから約16時間後に増え、眠くなります。
昼
活発に動く
日中活発に動けば、自然と夜に眠くなります。
夜
湯にゆっくりとつかる
眠る2時間くらい前までにぬるめの湯にゆっくりとつかると、寝つきやすく睡眠の質がよくなります。

おじいちゃん、おばあちゃんも一緒に食べられる家族でおいしいレシピ

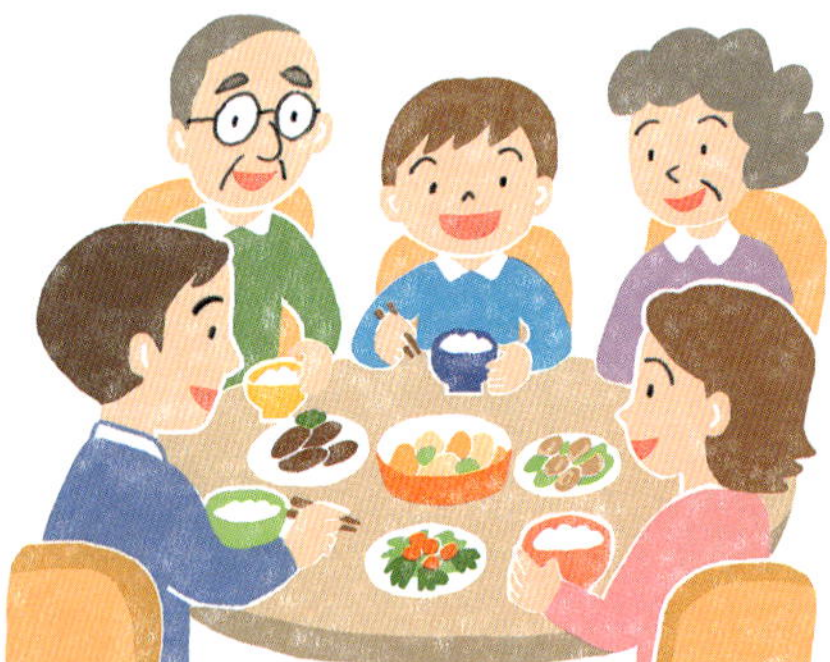

食べることは大きな楽しみであり、生きる力を育てることにもつながります。いくつになっても食事は楽しみたいものです。しかし、高齢になるとかんだり飲み込んだりすることが今まで通りにいかず、食べること自体がおっくうになってしまう傾向があります。

そんなときにおすすめしたいのが「シニア食」です。子どもも高齢の方も一緒に食べられるレシピをご紹介します。一人で食べるよりも、家族みんなで食卓を囲む方が各段においしく感じられるはずです。

ご飯が進む☆とろ〜り麻婆大根

材料　（4人分）

大根	500g
鶏ひき肉	150g
大根の葉	少々
しょうが（みじん切り）	少々
サラダ油	小さじ2
ごま油	小さじ1
水	500ml
水溶き片栗粉	適量
A　しょうゆ	大さじ1
酒	大さじ1と1/2
砂糖	小さじ1
豆板醤	小さじ1/2（3g）

作り方

1. 大根は皮をむき、2cm角に切る
2. フライパンにサラダ油・生姜を入れ熱し、香りが出てきたらひき肉を加え炒める。ひき肉がパラパラにほぐれたら大根を加えサッと炒め、水を加えて煮る
3. 煮立ったら弱火にしてアクを取り除き、Aを加え落としブタをして15分ほど煮る
4. 大根の葉は小口切りにし、ごま油でサッと炒めておく
5. **3**に**4**を加え、葉がやわらかくなるまで煮たら、仕上げに水溶き片栗粉でとろみをつける

もっちりいも餅

材料　（4人分）

じゃがいも（だんしゃく）	3個
片栗粉	大さじ3
塩	少々
水	大さじ3程度
A（しょうゆ、みりん、砂糖）	各大さじ1と1/2
サラダ油	小さじ1
焼きのり	お好みで

作り方

1. じゃがいもはよく洗い、1個ずつラップで包んで電子レンジにかける
   ※途中で上下を返すと、ムラなく火を通すことができる
2. 竹串などで刺してやわらかくなったら、熱いうちに皮をむいてボウルに移し、フォークなどで潰す
   ※加熱後のじゃがいもはとても熱いので、やけどしないように注意
3. **2**に片栗粉・塩・水を加えてよく混ぜ、直径4cmほどの円盤形に成形する
4. フライパンにサラダ油を熱し、**3**を並べて両面に焼き色をつけるようにして焼く。合わせたAを加え、フライパンをゆすって全体にタレを絡める。お好みでのりを貼りつける
   ※飲み込むのに不安がある場合は薄めにのばして焼いたり、丸く焼いたものをカットするなど、食べやすい状態にする

伸び力 3

食べて知ってぐんぐん伸びる

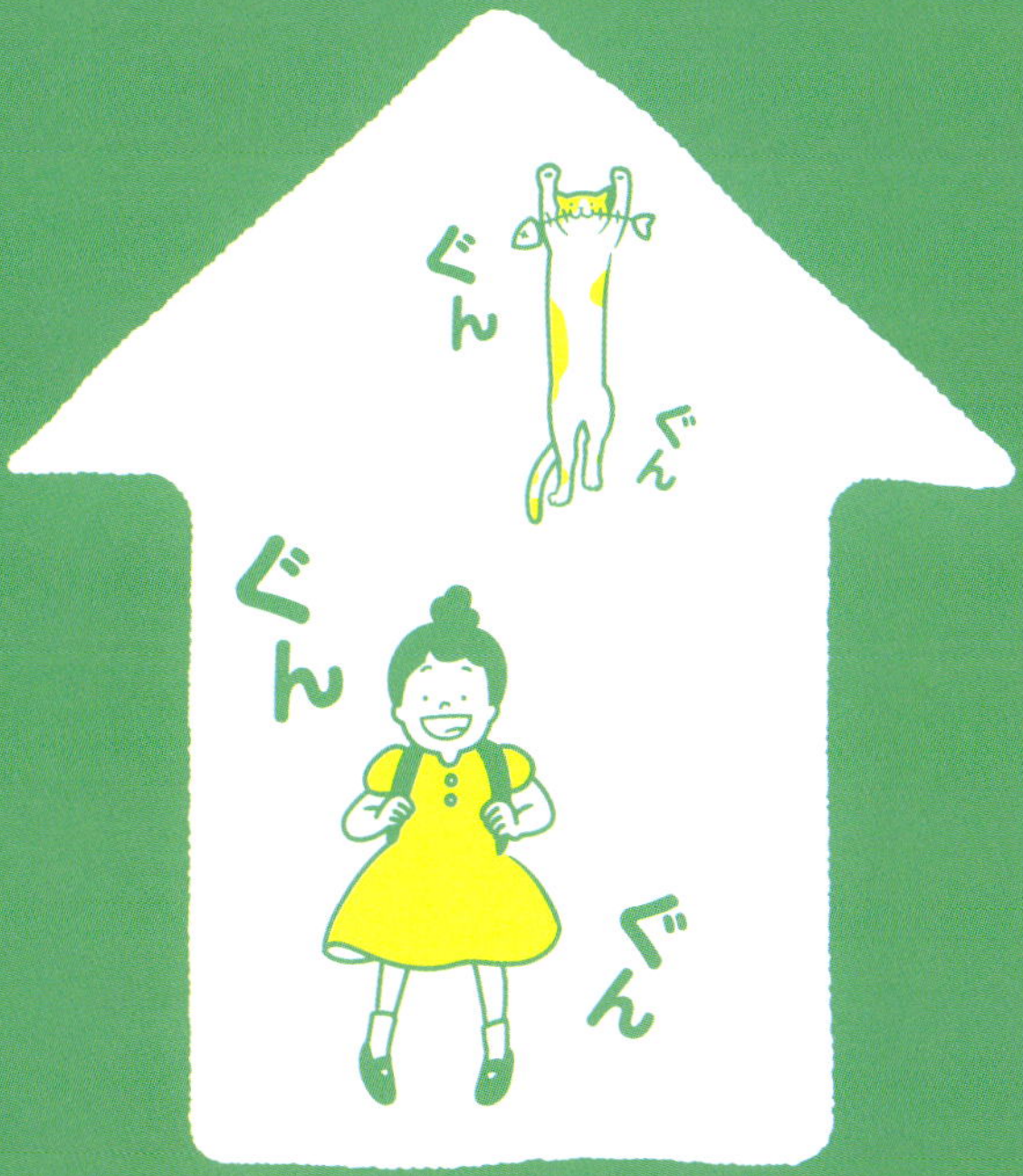

「そら豆って、いつおいしく食べられるの」「パイナップルって、どんな栄養があるのかな」。食卓に並んだメニューや食材について、親子で話してみるだけでも食への関心がぐ〜んと広がります。レシピを参考に一緒に作ってみると、さらに理解も深まります。

名前の由来や旬、栄養などについて、ちょっとでも知っているのと知らないのでは大違い。お子さんのあなたを見る目も変わりますよ。

春

葉がやわらかく
甘さが格別！
シンプルに食べる
「春キャベツ」

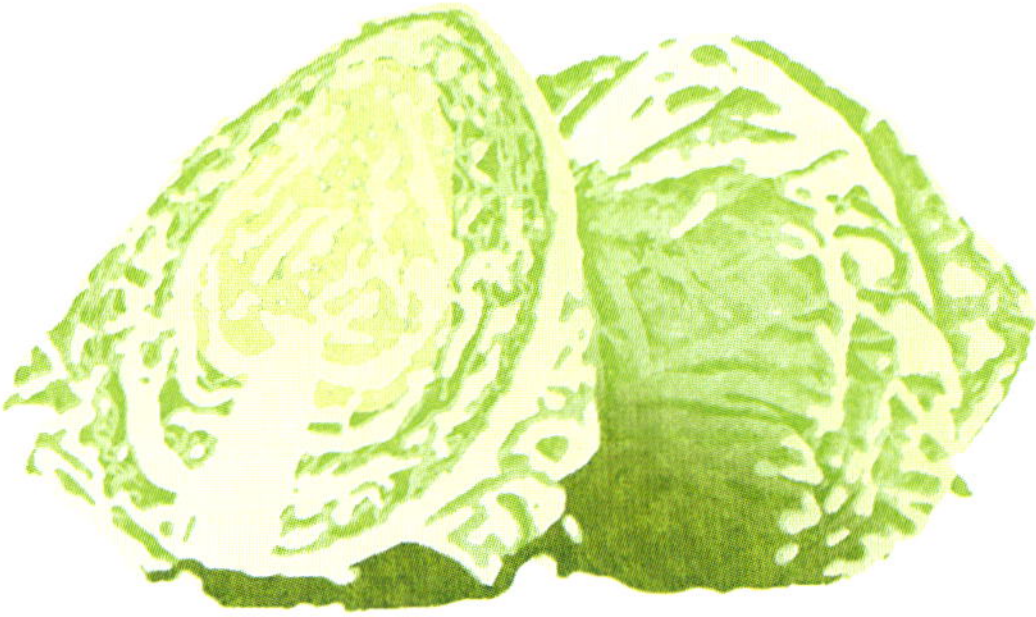

広く販売されているキャベツは寒玉キャベツ(冬キャベツ)で、形がだ円、葉の間にはすき間がなく、葉はかたくて厚いのが特徴です。焼きそばなどの炒め物やロールキャベツなどの煮物にも向いています。

「春キャベツ」は形が丸く葉の巻きがゆるく、葉はやわらかく水分が多いのが特徴です。甘みもありサラダや浅漬けなどに向いています。3月ごろに旬を迎え、7月ごろまで出回ります。

春キャベツは、葉のやわらかさを生かして生で食べるのが一番。ごま油や塩昆布と和えるだけでもおいしく食べられます。生ではたくさん食べられないという場合は、サッと加熱するとカサも減ってたくさん食べられます。

シンプルなオイルベースのパスタにも合わせやすいです。

春キャベツの選び方

□ **巻きがゆるく、ふわっと軽いもの**

春キャベツは巻きがゆるく、ふわっと軽いものが良品です。成長してしまうと特徴の甘みと柔らかさが減ってしまうため、成長しすぎていないものを選びましょう。

保存方法

- **新聞紙・ラップで包んで野菜室へ**

丸ごとは新聞紙で包み、カットものは切り口にラップをして野菜室で保存しましょう。

コールスロー

材料

春キャベツ …… 400g
ホールコーン(缶詰) …… 100g
A 酢 …… 大さじ2
　砂糖 …… 大さじ1/2
　塩 …… 小さじ1/2
　こしょう …… 少々
サラダ油 …… 大さじ2
オリーブオイル …… 大さじ1

作り方

1. キャベツはかたい軸を除いて千切りにする。コーンは水気をきる
2. ボウルにAを合わせ、サラダ油・オリーブオイルを加えながら泡立て器などでよく混ぜる
3. Aと油が良く混ざって白っぽくなったら、**1**を加えてよく和えて器に盛り付ける

春

皮つきで味わう
やわらかくて香り高い
「新ごぼう」

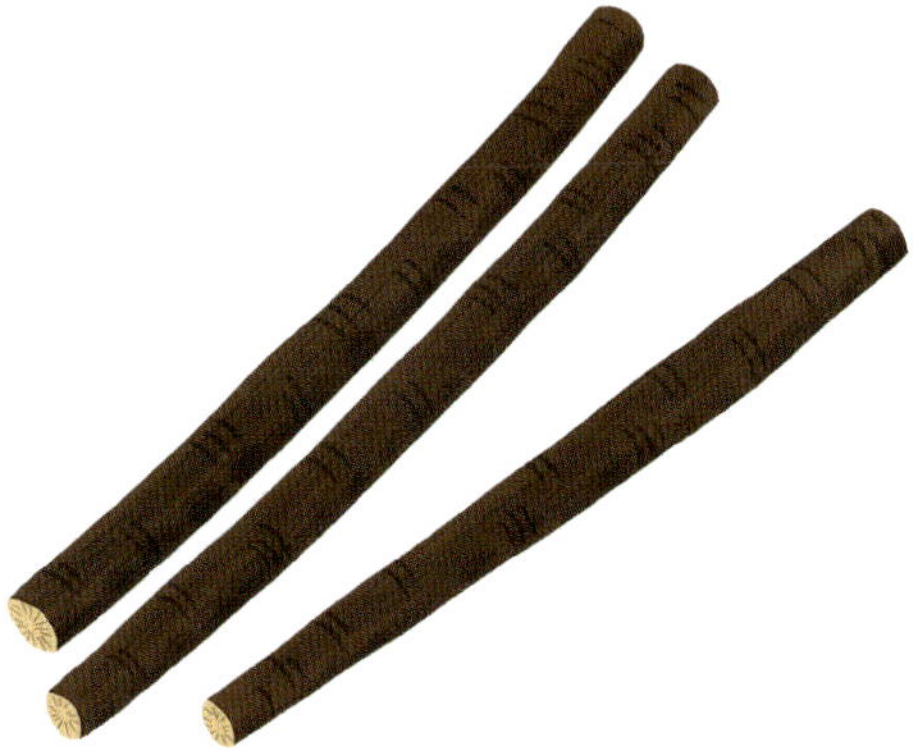

本来は冬に収穫時期を迎えるごぼうですが、初夏に出回る早生《わせ》品種や、秋から冬にかけての収穫を待たずに若採りされたものを「新ごぼう」と呼びます。冬のしっかりとした食感のものとは違い、やわらかくて香り高いのが特徴です。

一般的にごぼうは、土を洗い落として包丁の背で皮をこそげ落とし、切って酢水にさらします。でもこれはごぼう特有の土の香りや栄養がなくなってしまい、もったいないのです。アルミ箔《はく》やたわし、包丁の背などで軽くこする程度にし、皮つきのまま調理しましょう。

切って酢水にさらすのは、飲食店がごぼう料理を色よく仕上げるための下処理で、家庭での調理の際は必要ありません。アクやえぐみを強く感じるときは、水にさらして使うとよいでしょう。

新ごぼうの選び方

- □ ひげ根が少なく、均一な太さでまっすぐに伸び、ひび割れたりしていないもの
- □ 太すぎるものよりも適度な太さの方がよい
- □ しわが少なく、皮にハリと弾力があるもの

保存方法

- 泥つきのものは泥を落とさずに新聞紙等でくるんで冷暗所に立てて保存します。
- 洗いごぼうや、ついていた泥を洗い落としたものはビニール袋に入れるかラップなどでくるみ、野菜室で保存しましょう。

ごぼうチップス

材料（4人分）

- ごぼう …… 1本（150g）
- 揚げ油 …… 適量
- 生ハム …… 40g
- クリームチーズ …… 60g
- 牛乳 …… 大さじ1
- パセリ（みじん切り） …… 適量
- 粗挽き黒こしょう …… 適量

作り方

1. ごぼうはよく洗い、ピーラーで縦方向にスライスし、水を張ったボウルにつけてアク抜きをする
   ※薄すぎると揚げたときに焦げやすくなるのでなるべく厚めに
2. アクが抜けたらザルに上げてペーパータオルで余分な水気を拭き取り、低温（160℃）の揚げ油でごぼうを揚げる
3. 茶色く色づいたら取り出し、油を切る
   ※気泡が出なくなれば、水分が抜けてパリパリになった合図
4. 生ハムを細かく刻み、やわらかくしたクリームチーズに加えて混ぜ、牛乳・パセリ・黒こしょうで味をととのえて、ハムチーズディップを作る

春

苦味で
冬の体をリセット
栄養豊富な
「菜の花」

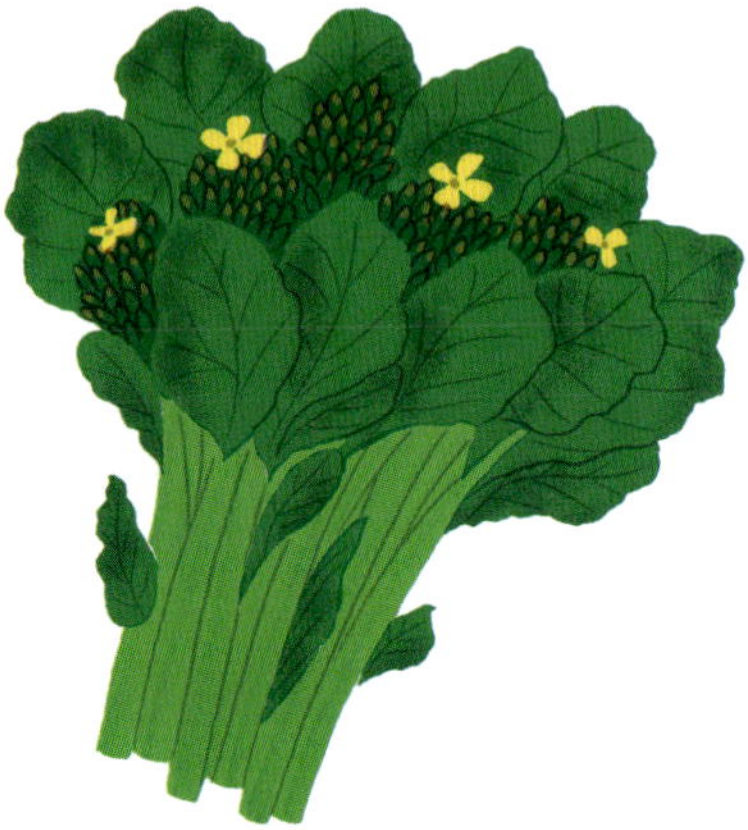

菜の花は「なばな」の別名を持つアブラナ科の緑黄色野菜です。

小さな黄色い花をつける菜の花は、つぼみ・茎・葉を食べることができ、独特のほろ苦さがあるのが特徴で、様々な栄養素が含まれています。

ビタミンCは、緑黄色野菜の中でもトップクラスの含有量。ピーマン(緑)の100gあたりのビタミンC含有量が約80mgなのに対し、菜の花は130mgもあります。貧血予防に効果的な鉄や、丈夫な骨や歯をつくるのに必要なカルシウムなども含まれます。

体内でビタミンAに変化して、皮膚や粘膜を健康に保つ他、抗酸化作用もある、β-カロテンも豊富です。

菜の花のほろ苦さのもと、アリルイソチオシアネートは、体内の毒を体外に排出する働きがあり、がんや血栓の予防に効果的といわれています。

調理のポイント

- □ 苦みがあるので、さっと下ゆでをして使う
- □ 油で手早く炒めるなど、油脂と一緒にとることでβ-カロテンの吸収率がアップ
- □ つぼみ・葉・茎は分けて加熱する

花が咲いてしまったら

その日のうちに食べてしまうのがおススメ。風味は落ちますが、しっかりアク抜きをして、パスタやお吸い物に加えると、ぐっと春らしさを感じる華やかな一品になります。

親子で簡単レシピ

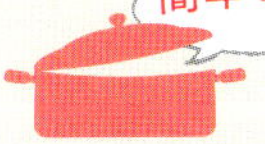

豚肉巻き

材料 (2人分)

菜の花		1束
豚肉(薄切り)		200g
A	しょうゆ	大さじ2
	砂糖	大さじ2
	酒	大さじ1
	みりん	大さじ1
塩・こしょう		少々
サラダ油		大さじ1

作り方

1. 豚肉は2枚を1組にし、まな板に重ねるようにして細長く広げ、塩・こしょうを振る
2. **1**の手前にゆでた菜の花を2本互い違いになるようにおき、クルクルと巻き付け、表面に塩・こしょうを振る
3. フライパンにサラダ油を熱し、**2**の巻き終わりが下になるように並べる
4. 転がしながら焼き、焼き色がついたら合わせたAを回し入れて煮立たせながら絡め、器に盛り付ける

春

鮮度が命の
「そら豆」
薄皮ごと食べて
しっかり食物繊維

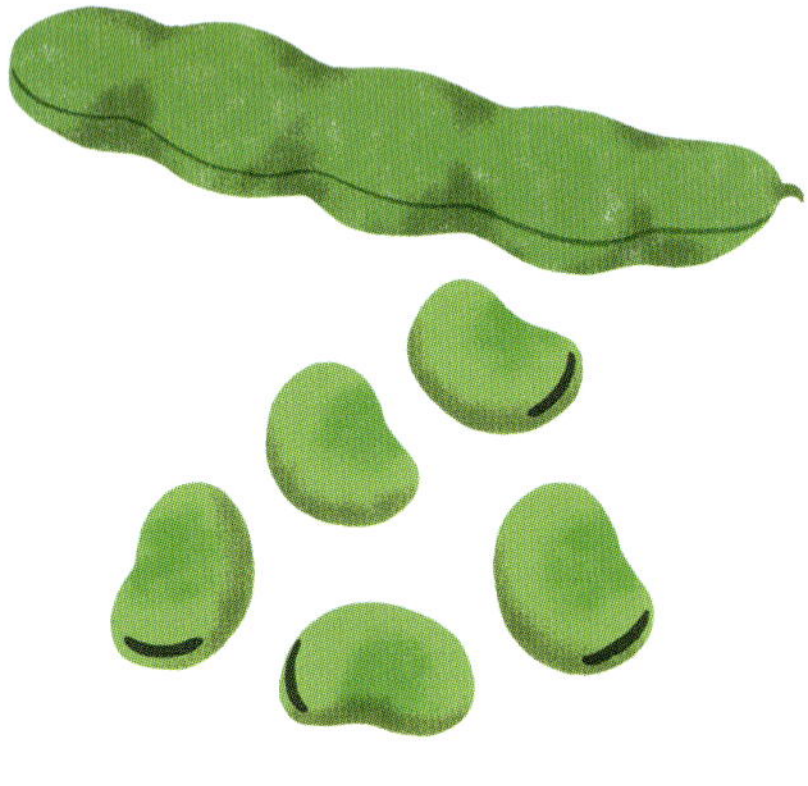

さやが空を向いて伸びていることから「空豆」→「そら豆」と呼ばれています。さやの状態で売られている生のそら豆は、熟す前の状態で「野菜」として扱われていますが、完熟したそら豆は「豆」として扱われ、乾燥させて煮豆や甘納豆として食べられています。

豆ということで炭水化物がメインと思われがちですが、たんぱく質やカリウム、鉄なども含みます。未熟な豆にはビタミンCが含まれ、完熟したものは未熟の状態に比べると栄養価が高く、ビタミンB$_1$・B$_2$・B$_6$などが含まれています。薄皮ごと食べるとさらに食物繊維の量がアップします。

ニョッキ〜そら豆とベーコンのクリームソース

材料　（4人分）

【ニョッキ】

- じゃがいも …… 正味500g（約4個）
- A
  - 卵 …… 1個
  - 塩 …… 小さじ1/2
  - パルメザンチーズ …… 大さじ2
- 薄力粉 …… 150g

- そら豆（むき） …… 40粒
- ベーコン（厚切り） …… 2枚（60g）
- にんにく …… 1かけ（5g）
- 白ワイン …… 50ml
- ゆで汁 …… 大さじ1〜2
- 生クリーム …… 200ml
- 塩 …… 少々

- 粗びき黒こしょう …… 適量
- レモンの皮 …… 1個分
- パルメザンチーズ …… 適量

作り方

1. ニョッキを作る。じゃがいもは皮をよく洗い、丸ごと水からゆでる。竹串を刺してスッと通るくらいまでやわらかくなったら皮をむき、熱いうちに裏ごしして500g量る
2. ボウルに**1**・A・半量の薄力粉を入れ、カードなどで粘り気が出ないように切るように混ぜ、薄力粉を足しながら耳たぶくらいのかたさにする
3. **2**に打ち粉（分量外）をして直径1.5cmくらいの棒状にのばし、2〜3cmの長さに切る
4. そら豆は塩（分量外）を加えた湯で1〜2分ほどゆでてザルに上げ、手早く冷まして薄皮をむく。ベーコンは3〜4mm幅の棒状に切る。にんにくはやわらかくなるまでゆで、包丁等でペースト状にする
5. フライパンにベーコンを入れて火にかけ、ベーコンに軽く焼き色がついてきたらにんにく・白ワインを加えてアルコールを飛ばし、生クリーム・そら豆を加えてひと煮立ちさせる　※ワインはアルコールを飛ばし、少し煮詰めることでうまみが凝縮します
6. 塩（分量外）を加えた湯に**3**を入れ、浮かんできたらさらに20〜30秒ほどゆでてザルに上げる。分量のゆで汁とともに**5**に加えてソースを絡め、塩で味をととのえる
   ※湯2リットルに塩20gを入れてゆでています
7. 器に盛り、黒こしょう・レモンの皮・パルメザンチーズをかける

春

疲労回復に滋養強壮
パワフル野菜
「アスパラガス」

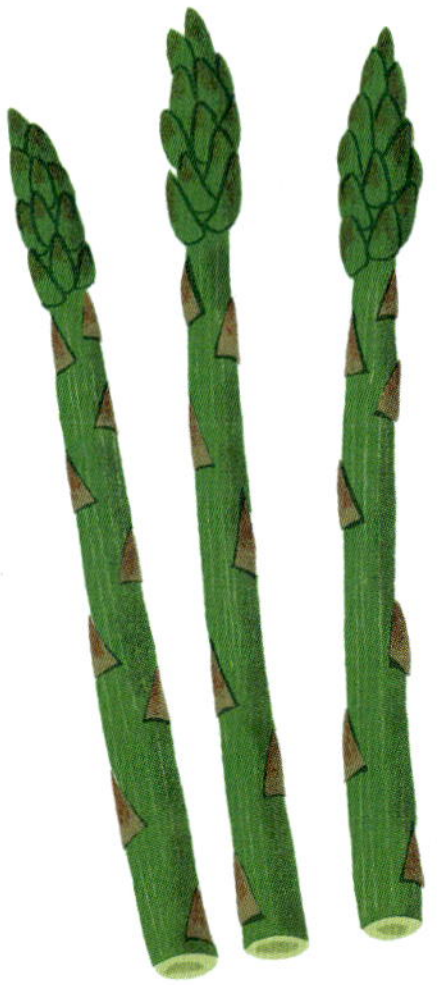

アスパラガスの語源は「たくさん分かれる」や「激しく裂ける」といったギリシャ語です。ひとつの株から次々と分かれて1日に6〜8㎝、放っておくとヒトの背丈も超えるほど伸びるそうです。種を植えてから10年間も収穫することができる生命力の強い野菜です。

アスパラガスから発見された、アミノ酸の「アスパラギン酸」を多く含むのが特徴。ミネラルの吸収を助け、新陳代謝を活発にする働きを持っています。その作用から栄養ドリンクにも使われているほど。また、排泄を促す働きもあり、古代エジプト時代には利尿薬として利用されていました。

ほかにも、抗酸化作用に優れるビタミンA、骨の健康に不可欠なビタミンK、貧血予防に効果的な葉酸などが多く含まれます。

アスパラガスの選び方

- □ 穂先が「しまっている」「乾燥している」「紫色をしている」の3つをチェック
- □ 穂先が開いていたり、切り口が乾燥したりしているものは収穫してから時間がたって、鮮度が落ちている可能性あり

調理のポイント

- □ 水っぽくならないよう、ゆであがったらザルにあけ、重ならないように冷ます
- □ 余熱を考えてかためにゆでる
- □ ビタミンA・Kは油を使うことで吸収が高まるので、炒め物や油を使ったドレッシングで和える

アスパラガスのチーズ焼き

材料 (2人分)

アスパラガス	6本
ピザ用チーズ	40g
マヨネーズ	大さじ2
塩・こしょう	適量

作り方

1. アスパラガスを耐熱容器にすき間なく並べる(太いものは縦半分に切って火の通りをよくする)
2. 塩・こしょう、マヨネーズ、チーズの順に**1**のアスパラガス全体にのせ、トースターでチーズにこんがり焼き色がつくまで焼く

※旬のアスパラガスはやわらかいので加熱調理は短時間でOK！

春

クエン酸たっぷり
疲労回復に
ピッタリの「梅」

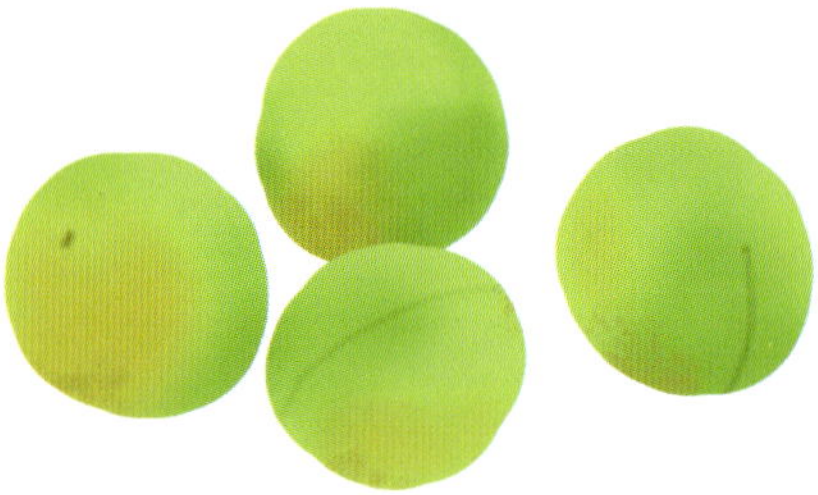

梅はバラ科の植物で、スモモやアンズ、プルーンなどの仲間です。旬は5～6月と短く、熟しても甘くならず強い酸味が特徴です。梅にはうれしい4つの効果があります。

梅の4つの効果

疲労回復

梅の酸味成分であるクエン酸は、疲労物質である乳酸が体内で分解されるのを早め、老廃物の蓄積を防ぎます。

骨の強化

クエン酸などの有機酸はカルシウムの吸収を助けます。

食欲増進

クエン酸は唾液の分泌を促し食欲を増進させるだけでなく、胃液やそのほかの消化酵素の分泌を高めて消化吸収を助けます。

殺菌効果

クエン酸には殺菌効果があり、微生物の増殖を抑えますが、お弁当に使う梅干しは塩分が18%以上必要でご飯やおかず全体に混ぜ込むようにします。

鶏肉のヘルシー唐揚げ　梅風味

材料　(2人分)

- 鶏胸肉 …… 200g
- 梅干し(練り梅でもOK) …… 大2～3個
- 酒 …… 小さじ1
- しょうゆ …… 小さじ1
- 片栗粉 …… 適量
- サラダ油 …… 適量

作り方

1. 鶏肉は3cm角くらいの食べやすい大きさに切る。梅干しは種を取り、包丁でよくたたいておく
2. ビニール袋に**1**と酒、しょうゆを入れ、よくもみ込み冷蔵庫でしばらく寝かせる
3. 片栗粉をまぶし、フライパンにサラダ油を熱して焼く

じゃがいもの梅炒め

材料　(2人分)

- じゃがいも …… 大2個
- 梅干し(練り梅でもOK) …… 大2個
- 酒 …… 大さじ2
- サラダ油 …… 大さじ2
- 塩、こしょう …… 適量
- 青じそ …… お好みで

作り方

1. じゃがいもは皮をむき、太めの千切りにして水にさらし、水気を切っておく
2. 梅干しは種を取り、包丁でよくたたき、酒と混ぜ合わせておく
3. フライパンにサラダ油を熱し、**1**のじゃがいもを加えて炒める
4. じゃがいもが透き通ってきたら、**2**を加えて全体によく絡ませ、塩・こしょうで味をととのえる。お好みで千切りにした青じそをのせる

春

食べるだけじゃない！
万能薬の「よもぎ」

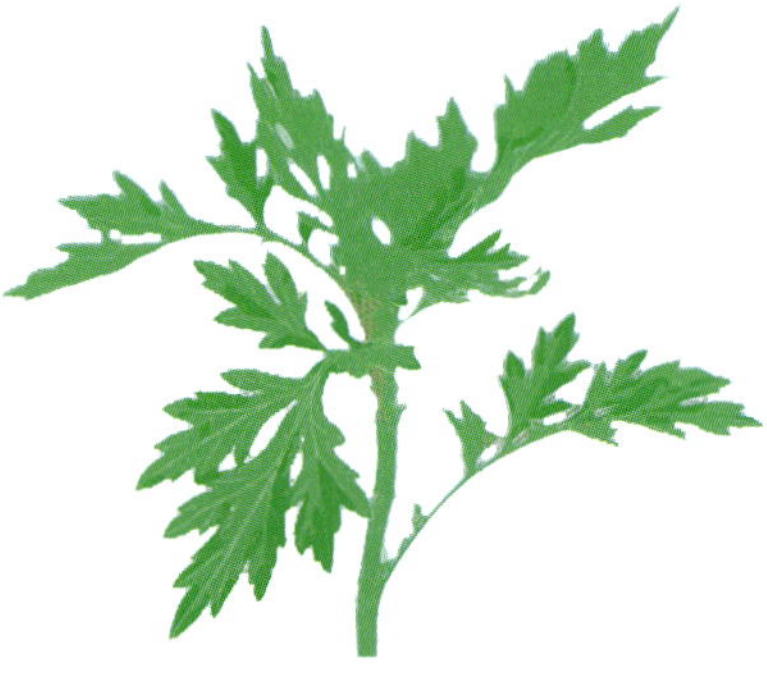

全国各地どこにでも生える草で、山菜の中でも身近な存在です。昔から生薬として大切にされてきた植物で、食べる・飲む・漬ける・嗅ぐ・乾燥したもぐさ(お灸で使うもの)と、身近な生活の中で万能薬として大活躍してきました。

よもぎには食物繊維がほうれん草の約3倍含まれています。また、豊富に含まれるクロロフィルは、小腸の細かいところまで入っていって有害なものを取り除き、体内でヘモグロビンの生成を助けて造血作用を促進するほか、貧血の予防・改善などにも作用します。

β-カロテンも非常に多く含まれ、体内に入るとビタミンAに変わり、髪の健康や視力・粘膜・皮膚の健康維持、呼吸器系統を守る働きをしてくれます。

調理のポイント

□ アクが強いので下ゆでをします

下ゆでの仕方

1. 鍋にたっぷりのお湯を沸かし、塩を加えて2分ほどよもぎをゆでる
2. 2分経ったらザルに上げ、冷水に20分ほどさらし、水気をしっかり絞る

保存方法

- 下ゆでしたよもぎは、そのままでもペースト状にしてでも冷凍すれば長期保存ができます。

草餅

材料　(約10個分)

上新粉	120g
白玉粉	30g
ぬるま湯	130ml～
上白糖	20g
下ゆでしたよもぎ	30g
つぶあん	200g

作り方

1. ボウルに上新粉・白玉粉を入れ、ぬるま湯(約40℃)を加えてなめらかになるまで手でこねる
2. 蒸し器にぬれ布巾を敷き、**1**の生地をひと口大にちぎって並べ、20～25分蒸す
   ※生地に均一に火が通るよう、ひと口大にして蒸す
3. 蒸し上がったらボウルに移してすりこ木などでつき、熱いうちに上白糖・細かく刻んだよもぎ・水(分量外)を加えて手で混ぜ合わせる
4. **3**の生地、つぶあんを10等分に丸める
5. 生地を手のひらでのばし、つぶあんを包んでしっかりと口を閉じる

春

ミネラル豊富な「ひじき」吸収アップの秘密はたんぱく質

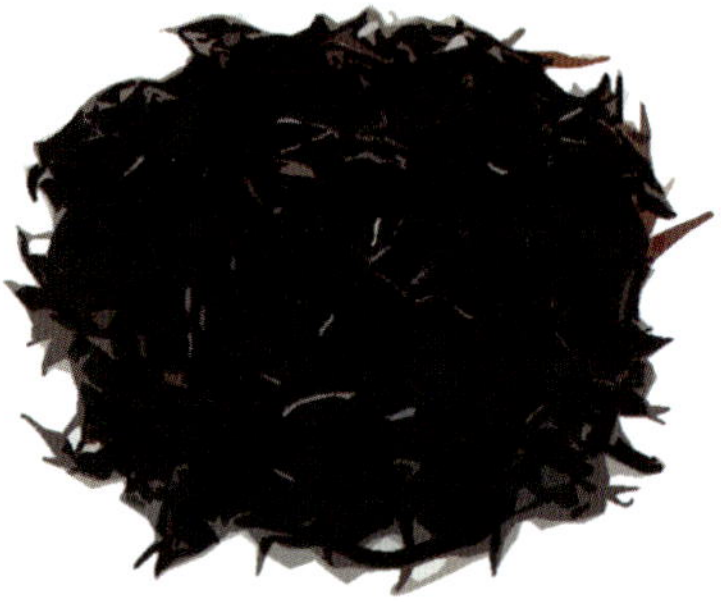

乾物なのであまり季節を感じることのないひじきですが、3〜5月に旬を迎えます。

ひじきには、長ひじきと芽ひじきがあります。長ひじきは別名「茎ひじき」とも呼ばれ、その名の通りひじきの茎の部分で、歯ごたえがあるのが特徴です。芽ひじきはひじきの葉の部分で、長ひじきと比べてやわらかく、「姫ひじき」や「米ひじき」とも呼ばれます。形状や食感が違うのみで、栄養価は特に変わらないので、使い方や好みで選ぶことができます。

ひじきは、昆布と同じ海藻の仲間でミネラルや食物繊維を豊富に含んでいます。中でも鉄やカルシウムが豊富です。鉄・カルシウムは肉や魚などのたんぱく質が豊富な食材と一緒に食べると吸収が高まります。

親子で簡単レシピ

ひじきの煮物を使ったアレンジメニュー

コロッケ

材料

- じゃがいも …… 2個
- こしょう …… 少々
- 砂糖 …… ひとつまみ
- ひじきの煮物 …… 適量
（煮汁を切ったもの）
- A（卵 …… 1/2個
小麦粉 … 大さじ2〜3）
- パン粉 …… 適量
- 揚げ油 …… 適量

作り方

1. じゃがいもはゆでるか蒸して火を通し、熱いうちにボウルに入れて粗くつぶす
2. こしょう・砂糖・ひじきの煮物を加えてよく混ぜ、小判形に成形する
3. 混ぜ合わせたA・パン粉の順につけ、180℃に熱した油でこんがりと揚げる

マカロニサラダ

材料

- マカロニ …… 適量
- ゆで卵 …… 1〜2個
- マヨネーズ …… 適量
- ひじきの煮物 …… 適量
- 塩・粗びき黒こしょう …… 各少々

作り方

1. マカロニは表示時間より1分ほど長くゆでて冷水に取り、しっかりと冷やして水気を拭き取る
2. ボウルにゆで卵、マヨネーズを入れてフォークなどで粗めにつぶしながら合わせ、ひじきの煮物を加える
3. マカロニを加えてよく混ぜ合わせ、味を見て塩・粗びき黒こしょうで味をととのえる

※お好みでじゃがいもやれんこん、ブロッコリー、ツナなどを加えてもOK！

夏

生だけでは
もったいない！
火を通しても
おいしい「レタス」

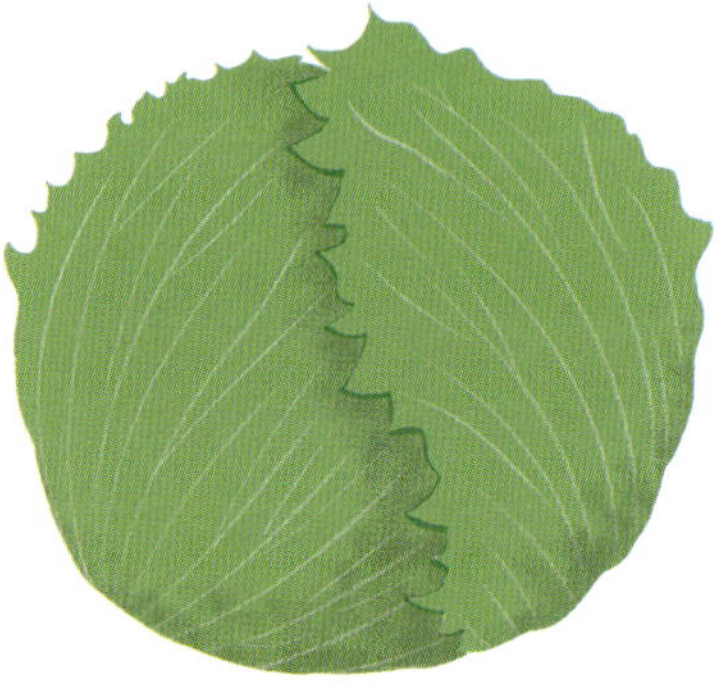

みずみずしいシャキシャキとした食感が魅力のレタス。90％以上が水分ですが、出血したときに血を止める働きがあるビタミンK、ビタミンB_{12}とともに赤血球の生産を助ける造血ビタミンとして働くほか、遺伝情報の保存や指令を出す核酸の合成に働きかける葉酸、体内の余分なナトリウムを体外に排出させて高血圧の予防やむくみの改善に働くカリウムなどを含みます。

レタスは生の状態ではたくさん食べることが難しいですが、炒め物やスープにすることでたくさん食べることができます。

レタス丸ごと1個の

保存方法

1 芯の切り口を2～3mm切り落とす

2 断面に小麦粉もしくは片栗粉を塗る

3 新聞紙で包み、ラップをかけて冷蔵庫の野菜室で保存

2週間ほど経ってもシャキシャキの状態を保てます。

親子で簡単レシピ

簡単レタススープ

材料（2人分）

レタス		2～3枚
トマト		1個
しょうが（薄切り）		3～4枚
溶き卵		1個分
A	中華スープ	300ml
	しょうゆ	小さじ1
	片栗粉	小さじ1/2
塩		少々
白いりごま		適量
ブラックペッパー		適量
ごま油		小さじ1

作り方

1 レタスは洗い、手で食べやすい大きさにちぎる。トマトはヘタを取って4～6等分のくし切りにし、さらに斜め半分に切る

2 鍋にA・しょうがを入れて混ぜながら沸かし、沸いたら**1**のトマトを加えて2～3分煮る

3 **2**をしっかりと沸騰させながら溶き卵を流し入れて火を通す

4 **3**の卵に火が通ったら塩で味をととのえ、**1**のレタスを加えて火を止める。器に盛り、上から白いりごま・ブラックペッパー・ごま油をかける

夏

淡泊な味わいで
変幻自在な
「なす」

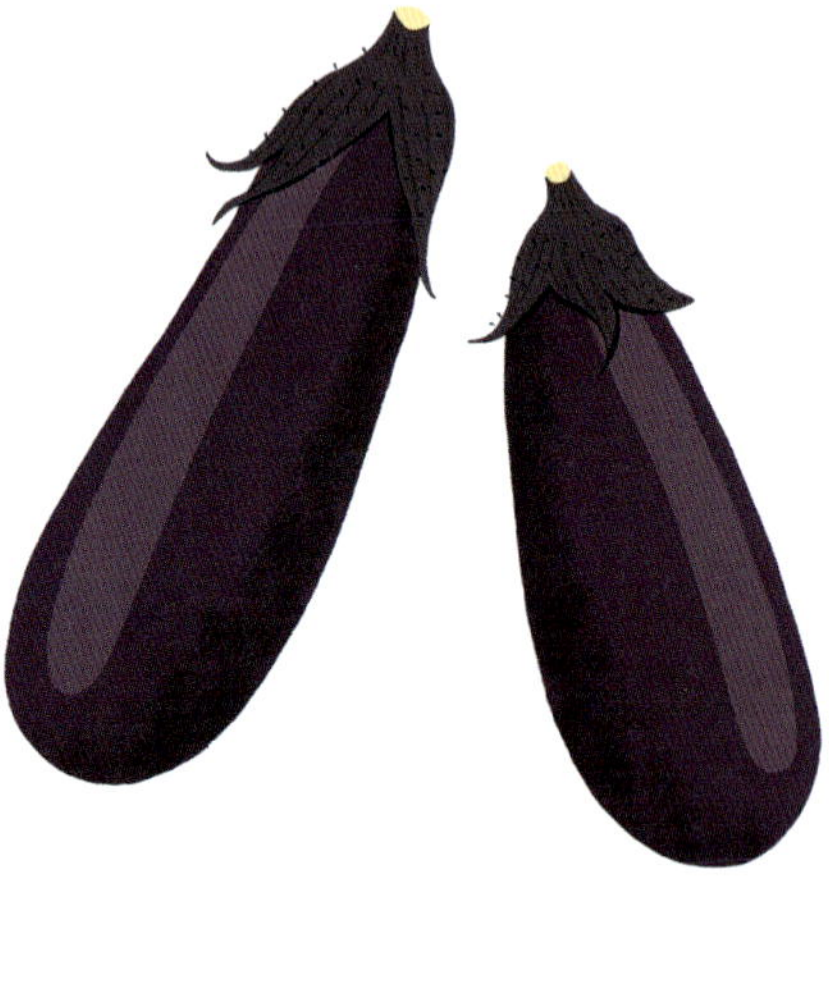

なすは約90%が水分で、低カロリーのため、ダイエットに適した食材といえます。注目すべきなのは皮に含まれる栄養素です。

なす特有の色素成分「ナスニン」は、アントシアニン系ポリフェノールのひとつで、喫煙やストレスなどによって体内に発生し、がんや生活習慣病のもととなる活性酸素の発生やコレステロールの吸収を抑える働きがあります。

また、目や肝臓の機能を向上させる働きや、血圧の上昇を抑える働きがあります。

水溶性の成分なので、皮をむかずに煮物やスープなど汁ごと食す調理法にすると栄養を余すことなくとることができるので、おすすめです。

京都の「賀茂なす」、山形の「出羽小なす」、大阪の「水なす」など、全国的にその土地特有の品種が栽培されています。

調理のポイント

□ 皮ごと調理しよう

アク抜きや変色防止のため、切ったらすぐに水にさらしますが、有効成分が流出してしまうのでさらしすぎには注意。

□ 油で加熱調理する

ナスニンは油で加熱調理すると損失が少なく、体内での吸収率がアップ。

□ 漬け物にはクギを！

古クギや焼きミョウバンを入れると、なすの紫色の色素と鉄が反応し、色が鮮やかに。

麻婆茄子

材料 （4人分）

	なす	5本
	片栗粉	適量
	豚ひき肉	120g
	しょうが（みじん切り）	1/2かけ分
	にんにく（みじん切り）	1かけ分
	豆板醤	小さじ1/2〜
	サラダ油	大さじ1
	揚げ油	適量
A	甜麺醤	大さじ1
A	鶏がらスープ	1カップ
A	酒	大さじ1
A	しょうゆ	大さじ1
	長ねぎ（みじん切り）	1/2本
	塩	少々
	ごま油	大さじ1/2
	酢	小さじ1/2

作り方

1 なすはヘタを切り落とし、しま模様にピーラーで皮をむき、乱切りにする。なすの表面に片栗粉を薄くまぶす

2 Aを混ぜ合わせる。

3 フライパンに底から1cmぐらいになるまで油を入れて熱し、なすを皮目から入れて揚げ焼きし、一度取り出して油を切る

4 **3**のフライパンに、サラダ油大さじ1を熱し、豚ひき肉を入れほぐしながら炒める。パラパラになったらしょうが・にんにくを炒め、豆板醤を加えてさらに炒める

5 **4**に**2**を加え、煮立ったら**3**のなすを加えてそのまま1〜2分煮る。長ねぎを加えて塩で味をととのえ、水溶き片栗粉でとろみをつける。仕上げにごま油・酢を回しかける

夏

もちもち食感が楽しい「もち麦」ダイエット効果に注目

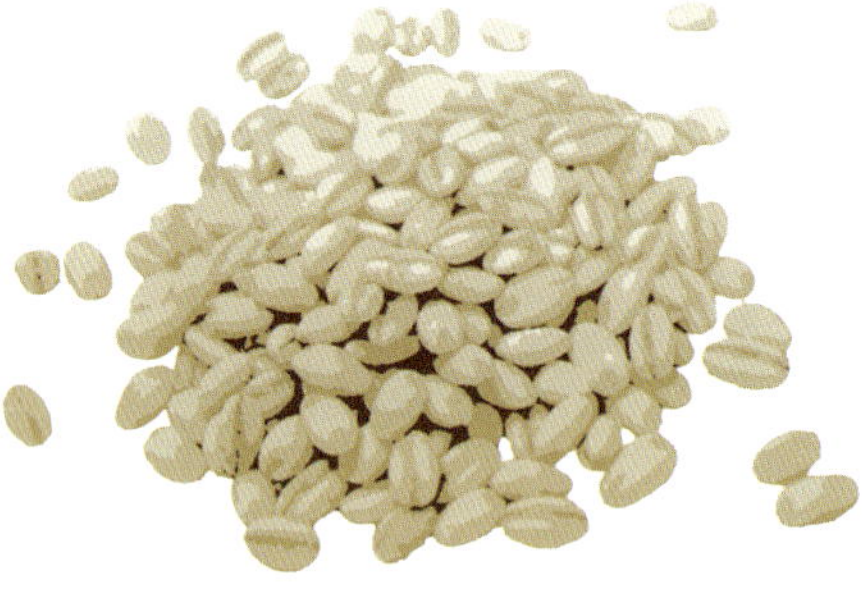

お米に「うるち米」「もち米」があるように、大麦にも「うるち麦」と「もち麦」があります。うるち麦はパサパサとした食感や特有の香りが敬遠され、食べられることは少なくなっています。しかし、もち麦はもちもちとした食感が食べやすいことやダイエット効果が期待され、人気になりつつあります。

大麦は、食物繊維の含有量が穀物の中でトップクラスで玄米の約4倍、白米の約20倍も含みます。

もち麦は水溶性食物繊維のβ-グルカンを多く含むため、糖の吸収を抑えて食後の血糖値の上昇を緩やかにする働きやコレステロール値を安定させる働きがあるとして、注目を集めています。糖尿病や高血圧などの生活習慣病の予防効果も期待されています。

どうやって食べたら良いの?

麦ごはん

もち麦は、白米に対して2～3割で炊くと食べやすくなります。気になるパサつきはほとんど感じることはなく、もちもちとした食感でおいしく食べることができます。

お茶碗1杯（150g）の白米のご飯が250kcalに対して麦ごはんは200kcalとカロリーダウンできるだけでなく腹持ちが良いのも魅力です。

もち麦ごはんの炊き方

材料

精白米 …………………… 1合
もち麦 ………… 0.2～0.3合

1. 炊飯器に研いだ米を入れ、目盛りまで水を入れる
2. もち麦と、もち麦の倍の量の水を加え、軽く混ぜ合わせ白米コースで炊飯する（もち麦は洗わずに使う）
3. 炊き上がったら軽く混ぜ合わせる

スープの具、ヨーグルトにのせる

特有のプチプチ食感を楽しむならゆでてスープの具として入れたり、ヨーグルトにのせたりして食べるのもおすすめです。

夏

庭や植木鉢でも簡単に育つ「いちじく」

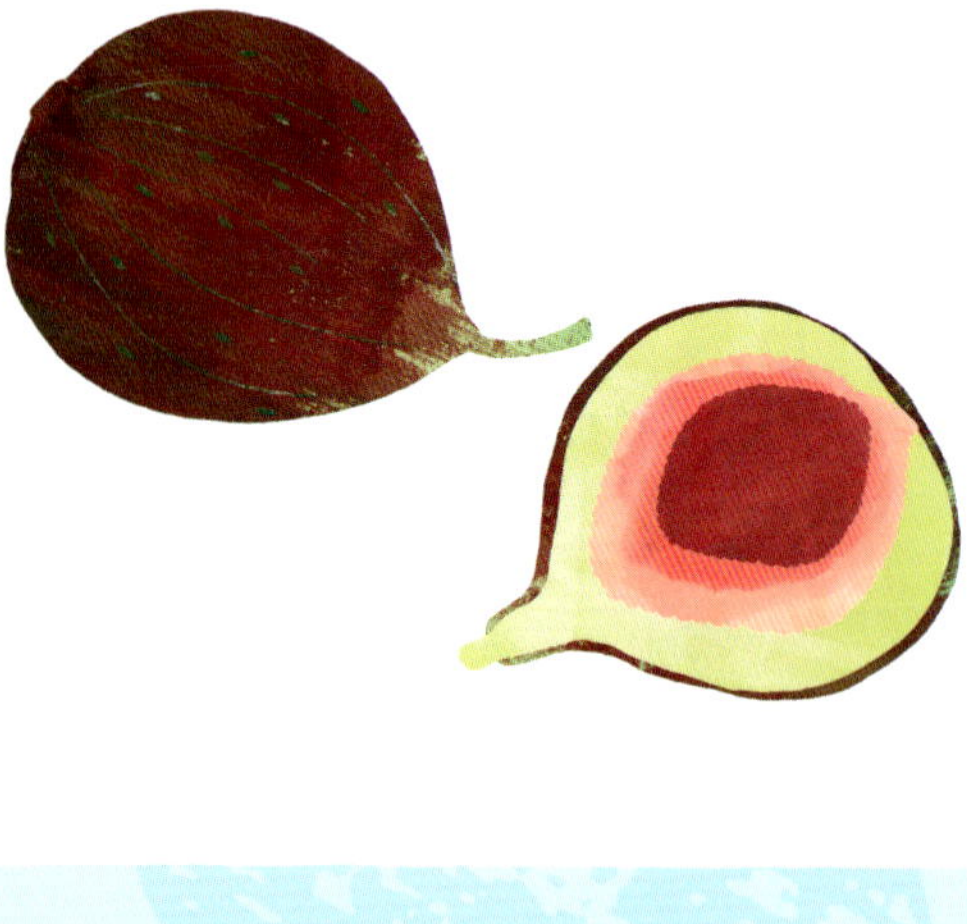

いちじくはドライフルーツやコンポート、ケーキなどに使われることも多くなりましたが、生でそのまま食べる機会は減っているようです。また傷みやすく、梱包に手間がかかることもあり、値段も高めです。

いちじくは自宅の庭や植木鉢に植えても簡単に育つ果樹です。原産が西アジア付近なので、極端な寒さには弱いですが、水はけと日当たりのよい土地なら家庭で食べるには十分なくらいの実はなります。

昔は庭に植える家も多く、とれたいちじくをおやつに食べたり、ご近所におすそ分けする光景がよく見られ、今よりずっと身近な果物だったようです。

なぜ「無花果」と書くの？

花が咲かないことにこじつけ、いちじくを植える家は将来繁栄しないという話が伝えられることもありますが、いちじくは花を咲かせる植物です。花の咲く場所が実の中で、外から見ることができず、昔は花が咲かない植物だと考えられていました。そのため漢字では「無花果」と書きます。

いちじくの赤ワインゼリー

材料　(2人分)

いちじく ………………………………………… 2個
赤ワイン ………… 100ml(渋みの少ないもの)
水 ……………………………………………… 150ml
レモン果汁 …………………………………… 5ml
砂糖 ….. 30g(いちじくの甘さによって加減)
アガー ………………………………………… 2g

作り方

1. いちじくは皮をむいて半分に切る。砂糖とアガーを混ぜておく
2. 赤ワインを水と合わせて火にかけ、沸騰させてアルコールを飛ばし、レモン果汁といちじくを加えてひと煮立ちさせる
3. 沸騰しているところに合わせた砂糖とアガーを加え、アガーが溶けるまで弱火で煮る
4. 火を止めて型に流し込み、粗熱が取れたら冷蔵庫で冷やす

夏

むくみ防止や
コレステロール低下に
効果的な
「とうもろこしのひげ」

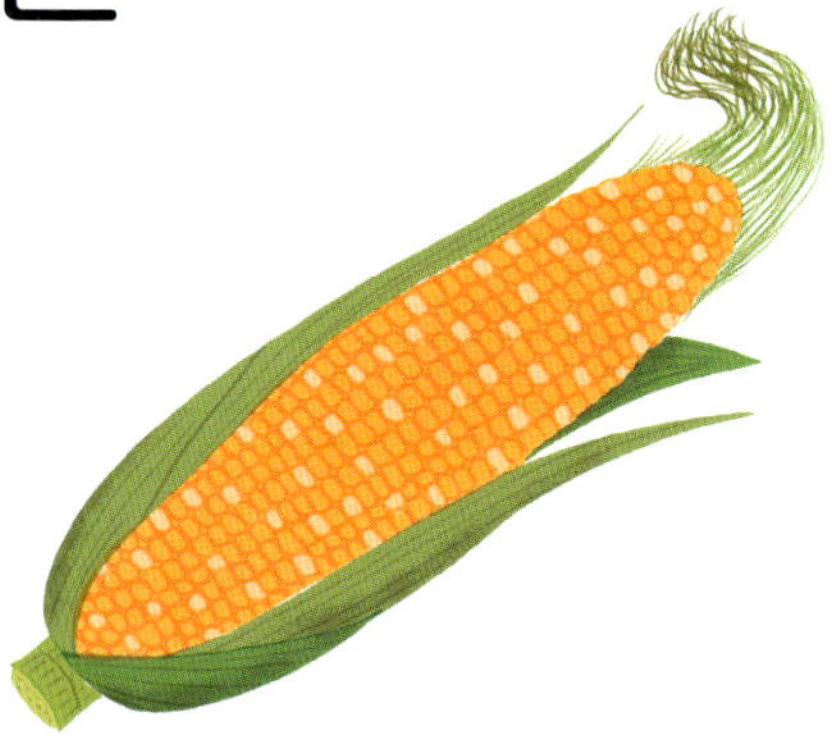

とうもろこしは穀物としての乾燥コーンと、野菜としてのスイートコーン（未熟）とがあります。なじみがあるのは、スイートコーンと呼ばれる甘味種です。

普段私達が「ひげ」と呼んでいる部分は、実はめしべです。食べる粒のひとつひとつから伸びていて花粉がつくと受粉します。つまり、粒とひげの数は同じということです。粒の数は品種や大きさによって異なりますが、平均して1本あたり約600粒といわれます。

ひげは、むくみ予防やコレステロール低下に効果的とされています。お茶として飲む以外にもご飯と一緒に炊き込んだり、揚げてパリパリにしてサラダのトッピングにしたりと調理法は様々。ただし、ひげには血中のカリウムの量を減らす働きがあるため、授乳中のお母さんは摂取を控えた方がよいでしょう。

とうもろこしの選び方

- □ **ひげと皮の色が濃い**
  皮は緑が濃く、ひげは褐色のものが熟している証拠
- □ **ひげが多い**
  ひげが多いほど粒が多く、実の詰まったおいしいとうもろこし
- □ **ひげが湿っている**
  乾燥している物は日が経っていると考えられる
- □ **芯の切り口が白く、太い**
  カットして販売されている場合、切り口が変色しているものは日が経っていると考えられる
- □ **粒の色は薄い黄色**
  黄色が濃いと、成熟しすぎで甘味は落ちている

調理のポイント

- □ とうもろこしのゆで方はいろいろとありますが、おすすめは薄皮をつけたまま水からゆでること。水からゆでると、ジューシーな仕上がりになります。

おいしいゆで方

1. 鍋にとうもろこしがつかるぐらい水を入れて火にかける
2. 沸騰したら3分ゆでで、火を止めて湯が冷めるまでフタをしてそのままおいておく
   ★湯がゆっくりと冷めていくことで甘みを引き出してくれる

夏

ぬめりで
免疫力アップ
おなかの調子を整える
「オクラ」

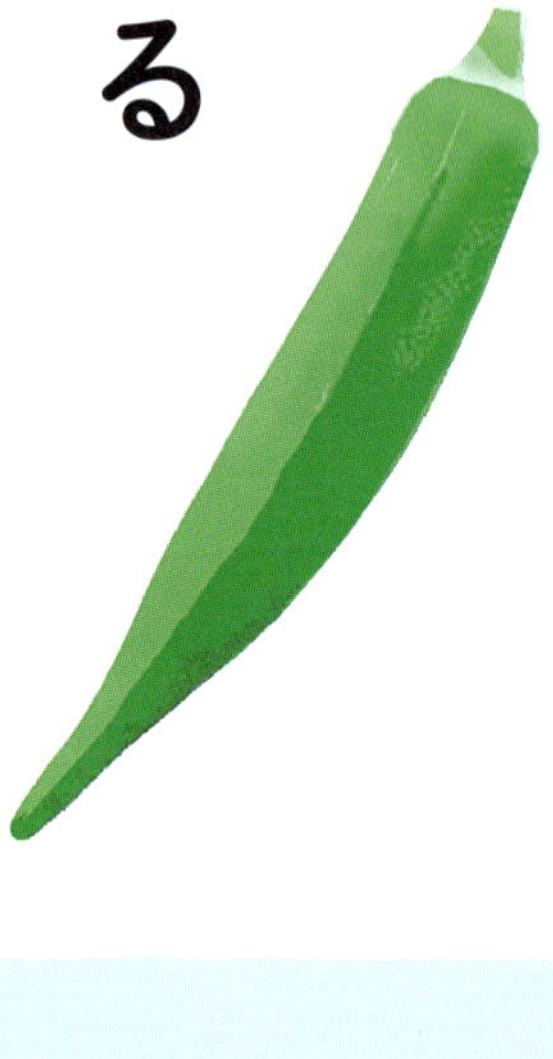

原産地はアフリカ北東部。エジプトでは紀元前2世紀には既に栽培されていたといわれています。原産地や熱帯では多年草で何年も繰り返し実をつけますが、日本では冬越しができないため、一年草です。日本に伝わったのは幕末のころ。独特のぬめりと青臭い香りは、当時は好まれませんでしたが、1960年ごろから健康野菜として注目され、普及し始めました。

「オクラ」は和名で英語だと別の言い方をする、と思われがちですが、実は英語でも「okra」と言います。英名 okra の語源は、ガーナで話されるトウィ語の nkruma（ンクラマ）。和名では、「アメリカネリ」や「陸蓮根（おかれんこん）」と呼ばれています。

朝咲いた花が昼にしぼみ、その数日後にはさやを収穫できるという生育の早さも特徴です。

体にうれしいオクラの粘り!

オクラのぬめりは、「ガラクタン」や「ペクチン」と呼ばれる成分によるもの

ガラクタン　免疫力を高め、動脈硬化の予防や脳細胞の活性化に役立つ

ペクチン　整腸作用があり、腸内環境を整えるほか、血糖値やLDL（悪玉）コレステロールの上昇を抑える働きがある

オクラのキーマカレー

材料（4人分）

オクラ	10本
トマト	1個
玉ねぎ（みじん切り）	1個分
にんにく（みじん切り）	1かけ分
しょうが（みじん切り）	1かけ分
サラダ油	大さじ1
バター	大さじ1
鶏ひき肉	300g
カレー粉	大さじ2
トマトケチャップ	大さじ1
A 水	1・1/2カップ
A 塩	小さじ1/2
A コンソメ顆粒	小さじ2
A ローリエ	1枚
粗びき黒こしょう	適量
ご飯	2合分

作り方

1. オクラはがくのまわりをけずり取って板ずりし、熱湯でサッとゆでて冷水に取り、1.5cm幅の輪切りにする。トマトは湯むきをし、粗みじん切りにする
2. フライパンにサラダ油・バターを熱し、玉ねぎを入れてきつね色になるまでじっくり炒める。にんにく・しょうがを加えて香りが出るまでさらに炒める
3. **2**にひき肉を加えてパラパラになるまで炒めたら、カレー粉を加えて炒め、トマト・トマトケチャップを加え、トマトの形が崩れるくらいまでしっかりと炒める。Aを入れ、時々混ぜながら弱火で10分ほど煮込む
4. 汁気がほとんどなくなったら**1**のオクラを加えて温め、黒こしょうで味をととのえる
5. 器にご飯・**4**を盛り付ける

夏

海外でも注目！
スーパーフード
「EDAMAME」

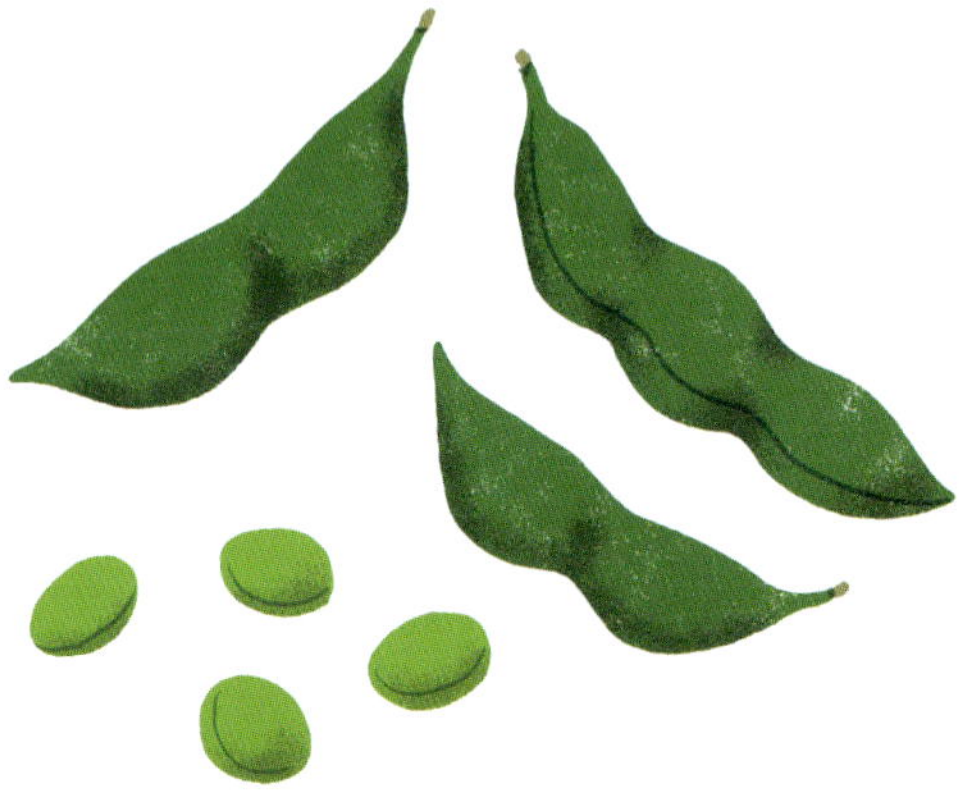

日本ではどこの居酒屋でもよく見かける「枝豆」。近年海外では、スーパーフード「EDAMAME」として注目を集めているようです。

枝豆は大豆のさやが青いうちに収穫したもので、ほかの野菜にはあまり見られない、コレステロール値を下げるサポニンや、細胞の活性化に役立つレシチン、女性ホルモンに似た働きをするイソフラボンなど、大豆特有の成分があります。

それ以外にも、疲労回復やアルコールの分解を促すビタミンB_1を多く含みます。さらに、肝臓の働きを助ける良質なたんぱく質や、体の発育を助ける葉酸や大豆にはないビタミンC、カルシウム、鉄も含まれているという、とても優れた食材です。

ほかの食材との食べ合わせで効果UP!!

＋ カツオ

枝豆のビタミンB_1、カツオのナイアシンで糖質や脂質の代謝を活発にし、効率よくエネルギーを消費できるので、肥満予防につながる

＋ レバー

枝豆に含まれるビタミンCやたんぱく質をとることで、レバーの鉄分の吸収力が上がる

＋ 肉類

ビタミンCをほぼ含まない豚肉や牛肉などの肉類と組み合わせると、栄養バランスをよくすることができる

炊き込みご飯

材料

白米	2合
出汁	2合分
枝豆（ゆでてさやをはずしたもの）	100g
人参（粗みじん切り）	1/4本
豚薄切り肉	50g
A しょうゆ	大さじ2
A 塩	小さじ1/3
A ごま油	大さじ1

作り方

1 白米は洗ってザルで水気を切り、豚肉は一口大に切る
2 炊飯器に白米、出汁、Aを入れて軽く混ぜ、豚肉、枝豆、人参の順に入れて炊く

夏

姿はキュウリ
食感はナス?!な
「ズッキーニ」

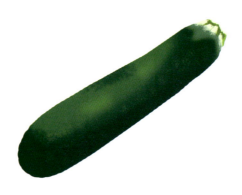

イタリア語で「小さなカボチャ」を意味する「ズッキーニ」。果皮が濃い緑色で、姿はきゅうり、食感はなすに似ていますが、ペポカボチャの一種です。

完熟してから食べるカボチャと違い、ズッキーニは開花後5～7日の未熟なものを食べます。そのため、水分が多くやわらかな肉質が特徴です。カボチャの仲間としては糖質が少なく、1本食べても約20キロカロリーとエネルギーも控えめです。しかも、ビタミンCやβ-カロテン、カルシウム、マグネシウム、マンガンなどのミネラルがバランスよく含まれているので、ダイエットに向く野菜といわれています。

通常のズッキーニよりもさらに未熟で、花をつけたまま収穫されるものは「花ズッキーニ」と呼ばれます。花の中にひき肉やチーズなど具材を詰めて、揚げ物やソテーとして調理されます。

ズッキーニの選び方

- □ 切り口がみずみずしく、がくが変色していないもの
- □ 太さが均一で、大きすぎないもの
- □ 皮に張りがあり、色つやのよいもの

保存方法

- 切ると傷みやすいので、丸ごとの保存がおすすめ
- 1本ずつラップに包み、冷蔵庫の野菜室で保存
- カットしたものは、切り口にラップを密着させて冷蔵保存し、早めに使い切る

ズッキーニフライ

材料 （4人分）

- ズッキーニ …… 小2本(300g)
- パプリカ(赤) …… 1個
- パプリカ(黄) …… 1個
- スライスチーズ …… 4枚
- ハム …… 4枚
- 小麦粉 …… 適量
- A 卵 …… 1個
- A 小麦粉 … 1/4カップ(30g)
- B 塩 …… 小さじ1/2
- B 粒マスタード …… 小さじ2
- ドライパン粉 ‥2/3カップ(25g)
- 粉チーズ …… 大さじ1
- 揚げ油 …… 適量
- 塩 …… お好みで

作り方

1. ズッキーニは縦4等分にスライスし、半分の長さに切る。ハムとチーズは半分に切っておく。
2. パプリカは1cm幅のスティック状に切り、Bの塩を振り10分おく。しっかり水気をふき取り粒マスタードと混ぜ合わせる。
3. ズッキーニ・ハム・チーズにしっかりと小麦粉をつけ、ズッキーニでハムとチーズをはさむ（ハムとチーズがズッキーニからはみ出る場合は折り曲げながらはさむ）
4. ボウルにA・パン粉と粉チーズをそれぞれ混ぜ合わせておく
5. **3**に**4**のA・パン粉と粉チーズの順で衣をつけて、190℃の揚げ油で両面約2分ずつ揚げる
6. 器に**5**を盛りつけ、好みで塩を振る。**2**のパプリカを添える

夏

皮も栄養満点！
気になる
むくみに効果的な
「スイカ」

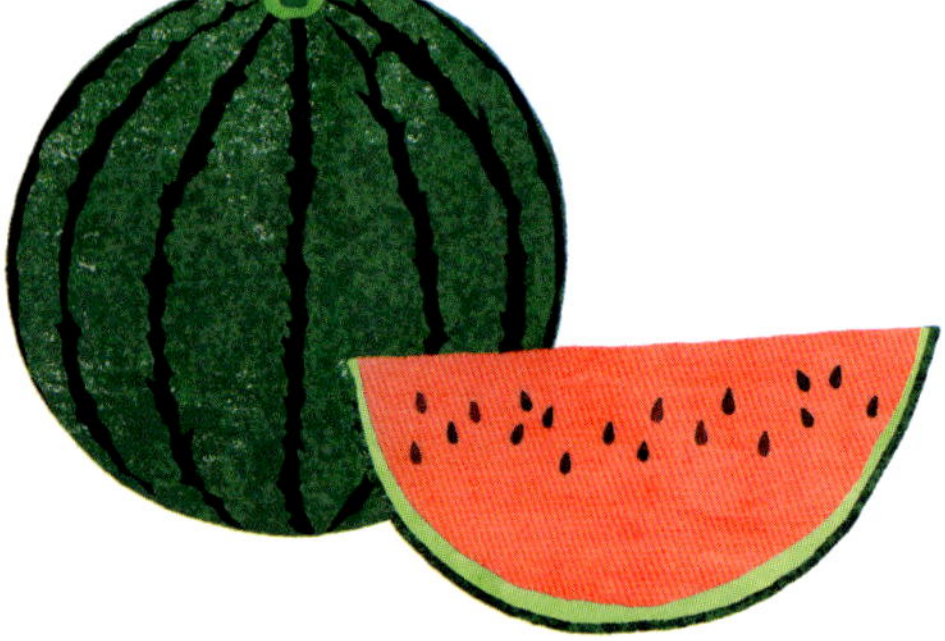

スイカは、食べやすい大きさに切るだけでよいので調理する手間がなく、むくみ予防におすすめの食材です。

むくみは、人間の体内に余分な水分や老廃物が蓄積されて起こる症状で、特に筋肉量が少ない女性に多い悩みです。

皮の白い部分に多く含まれるシトルリンはアミノ酸の一種で、１９３０年に日本でスイカから発見されました。スイカの原種といわれるカラハリ砂漠の野生スイカに多く含まれていて、光が強く乾燥した過酷な環境で生きていくために重要な役割を果たしている成分だと考えられています。

シトルリンは、しなやかな血管をつくり、滞りやすい血流を改善します。動脈硬化や高血圧などの予防、脳や筋肉への血流を高めることで集中力やスポーツのパフォーマンス向上が期待されています。

皮もおいしく食べよう!

スイカの皮の白い部分には、赤い果肉部分の約2倍のシトルリンが含まれるといわれています。
スイカはウリ科の植物なので、きゅうりのように漬け物や炒め物にしてもおいしく食べられます。

まるで冬瓜!　お手軽中華スープ

材料　(4人分)

スイカの皮(白い部分)	1/4個分
豚肉(モモやバラなど)	120g
人参	1/2本
玉ねぎ	1/2個
塩・こしょう	少々
片栗粉	適量
サラダ油	適量
ごま油	適量
A 水	4カップ
A 鶏ガラ顆粒	大さじ1
A 酒	大さじ1
A しょうゆ	小さじ1

作り方

1. スイカの皮は外側の緑色の固い部分を切り落とし、食べやすい大きさに切る
2. 人参、玉ねぎは千切りにする
3. 豚肉は細切りにし袋に入れ、塩・こしょう、片栗粉を加える。空気を含ませた状態でよく振り、全体に粉をまぶす
4. 鍋にサラダ油を熱し、**3**を加え、色が変わるまで炒める
5. **4**にAを入れ、**1**と**2**を加え煮て、塩・こしょうで味をととのえ、仕上げにごま油を回し入れる

夏

疲労回復に便秘解消
栄養たっぷりの
「パイナップル」

現在流通しているパイナップルの大半はフィリピンからの輸入品ですが、国内でも沖縄本島や石垣島で栽培されています。

パイナップルには、栄養がたっぷり含まれています。免疫力を高め、風邪を予防するビタミンCは、美肌をつくるコラーゲンの生成に欠かせません。また、鉄の吸収を高める働きがあるため、小松菜やほうれん草と一緒にミキサーにかけてジュースにするのもよいでしょう。

骨や関節を強化する働きがあり、骨粗鬆症の予防に効果的なマンガンや、腸の働きを活発にして便通を促し、便秘改善が期待できる食物繊維、炭水化物の代謝を助けるビタミンB_1や、疲労物質の乳酸をたまりにくくするクエン酸が含まれており、疲労回復に役立ちます。

舌がヒリヒリ！なぜ？

パイナップルを食べているときに、舌がヒリヒリと痛くなった！という経験をした方もいるのでは？アレルギーを疑ってしまいがちですが、実はパイナップル特有の酵素「ブロメライン」が関係しています。
パイナップル特有のたんぱく質分解酵素で、肉や魚などと一緒に調理すれば、たんぱく質の分解が促進され、胃の負担を軽減することができます。
ブロメラインは、熱に弱いので調理の際は手早くすませましょう。

※唇やのどのかゆみやイガイガするなどの不快を感じた場合はアレルギーの可能性があるので、食べるのを控えて医師に相談しましょう

パイナップルコンフィチュールと濃厚ヨーグルト

材料（4人分）

A
- パイナップル（5㎜角）…… 150g
- パイナップル（おろし）…… 100g
- グラニュー糖 …… 大さじ2
- 水 …… 大さじ1

- バニラビーンズ …… 3㎝
- プレーンヨーグルト …1パック（450g）
- グラニュー糖 …… 10g
- 生クリーム …… 50g
- レモン汁 …… 小さじ1
- ミントの葉 …… 適量

作り方

1 ザルにペーパータオルを敷いてヨーグルトを入れ、上から軽く重しをして冷蔵庫で一晩水気を切る
2 鍋にA・さやからしごき出したバニラビーンズとそのさやを入れて中火にかける。沸いたら中火で10～15分ほど煮、とろみがついてきたら火を止め、そのまま冷ます
※砂糖の量はパイナップルの甘さによって調整
3 ボウルに**1**のヨーグルト・グラニュー糖を入れて全体をよく混ぜ、生クリーム、レモン汁の順に加えてさらに混ぜ合わせる
4 器に**3**を盛り、上から**2**をのせ、ミントを飾る

秋

味よし 香りよしの
「まいたけ」
あらゆる調理法で
おいしく

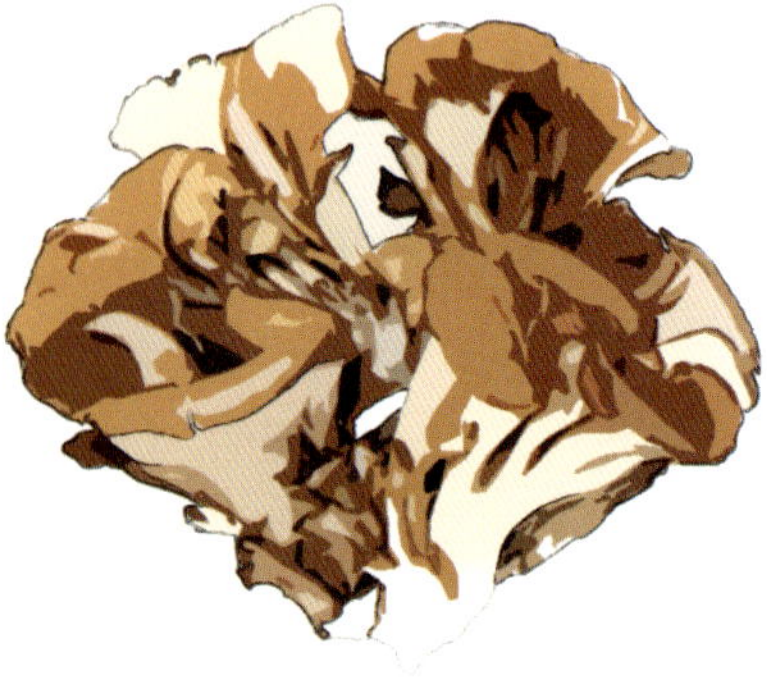

昔から味がよく、食べると体の調子がよくなるといわれていたまいたけは、「幻のきのこ」と呼ばれていました。その名の通りなかなか見つけることができず、見つけた者が舞い上がって喜ぶので、この名がつけられたそうです。

まいたけには、たんぱく質・脂質・糖質・ミネラルやビタミン類のほか、体にとって大切な食物繊維などが豊富に含まれています。中でもきのこ類に多く含まれるビタミンB群は、トップクラスの含有量をほこります。ビタミンB_1は代謝を高めて疲労回復に効果があり、ビタミンB_2は皮膚や粘膜を保護し、美肌づくりに働きます。

また「β-グルカン」と呼ばれる食物繊維を多く含み、腸内をキレイにし、抗がん作用や免疫力アップに効果があります。

まいたけを使って、料理をさらにおいしく!

「たんぱく質分解酵素」で肉をやわらかく!

加熱前の肉を刻んだまいたけと水を混ぜたものに漬けこみます。目安は、肉の重量に対して同量のまいたけ。

冷凍保存でうま味アップ!

冷凍することで細胞膜が壊れ、酵素の働きによって加熱時にうまみが増します。

天日干しでうまみと栄養価アップ!

天日干しにするとうまみがグンとアップします。カルシウムの吸収を高めるビタミンDの含有量も増えます。

水溶性の栄養素も余すことなくとろう!

炊き込みご飯や汁物などにすると、栄養素は余すことなくとることができます。

まいたけの和風パスタ

材料　(4人分)

スパゲティ(1.7mm)		320g
まいたけ		2パック
牛肉(肩ロース薄切り)		200g
A	酒	大さじ1
	みりん	大さじ1
B	しょうゆ	大さじ2・1/2
	砂糖	小さじ1
	バター	20g
粗びき黒こしょう		適量
青じそ		4枚
オリーブオイル		適量

作り方

1. まいたけは小房に分け、牛肉は食べやすい大きさに切ってAをもみ込む
2. フライパンにオリーブオイルを熱して牛肉を炒め、色が変わったらまいたけを加え、しんなりするまで炒める
3. スパゲティは塩(分量外)を入れた熱湯で少しかためにゆで上げる(ゆで時間は表示より1分短い時間が目安)
4. **2**のフライパンにB・スパゲティのゆで汁(60ml)を加えてスパゲティを入れて全体がなじむまでよく和え、仕上げに黒こしょうを振る
5. 器に盛り付け、千切りにした青じそをちらす

秋

食物繊維たっぷりの「さといも」でおなかを元気に

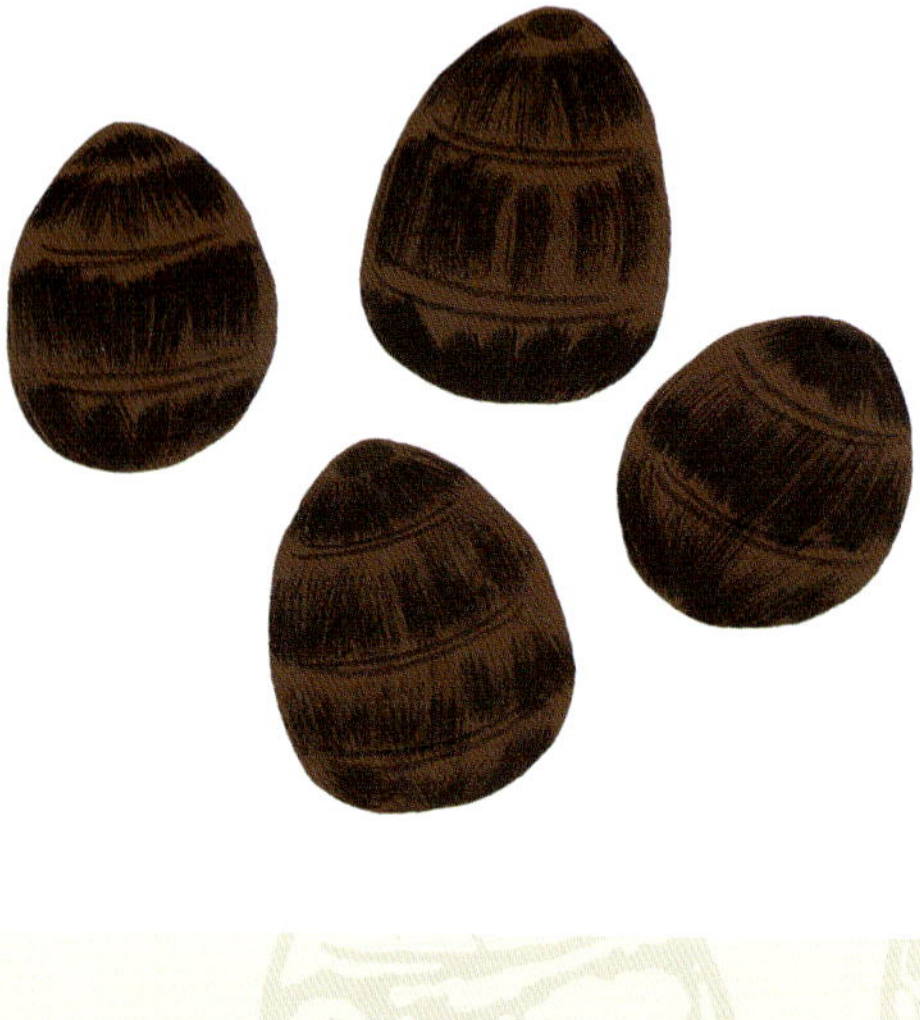

年中食べることができますが、旬は9～12月です。いも類は糖質が豊富でエネルギー源になりますが、さといもは例外で水分が多く、糖質はそこまで多くありません。

カリウムが豊富で、体内の余分なナトリウムを排出して血圧を正常に保つなど、体の機能を正常にする働きがあり、むくみの予防・解消には必要不可欠です。

いも類に多いのは不溶性食物繊維ですが、さといもには水溶性食物繊維も含まれています。どちらも腸内環境を整える働きがありますが、不溶性は水分を含むと膨らみ、腸を刺激することで、排便を促進してくれます。水溶性は悪玉菌を減らす作用があり、腸内の有害物質を減らしてくれます。

さといもの選び方

- □ 土がついていてほどよく湿っているもの
- □ ふっくらと丸く、重みがあってかたいもの
- □ 傷がついていないもの

保存方法

- 買ってきたら冷蔵庫保管はせず、土は落とさず乾かないように新聞紙にくるんで、風通しのよい場所に保管しましょう。

炊飯器でできるさといもと豚肉の煮物

材料 3～4人分
（五合炊きの炊飯器使用）

冷凍さといも（生でもOK）……………1袋（300g）
豚ロース肉（とんかつ用）……400g（3～4枚）
酒 ……………………………………大さじ1
A しょうゆ ……………………………大さじ2
　砂糖 …………………………………大さじ1
　みりん ………………………………大さじ1
　水 ………………………………………100ml
しょうが（薄切り）・ねぎの青い部分あれば適量
七味唐辛子・からし・さらしねぎ等お好みで

作り方

1. 豚肉はキッチンバサミで3～4等分に切って炊飯器の内釜に入れ、酒をもみ込む
2. **1**に凍ったままのさといも・Aを入れて炊飯器にセットし、早炊きモードで炊く
   ※しょうがの薄切りやねぎの青い部分がある場合はここで加える
3. 加熱が終わったら皿などにあけ、冷ましながら味を中まで含ませる。しばらくおいて味がなじんだら、必要に応じて温め直す

秋

日本原産の香味野菜「秋みょうが」香り成分でリラックス効果

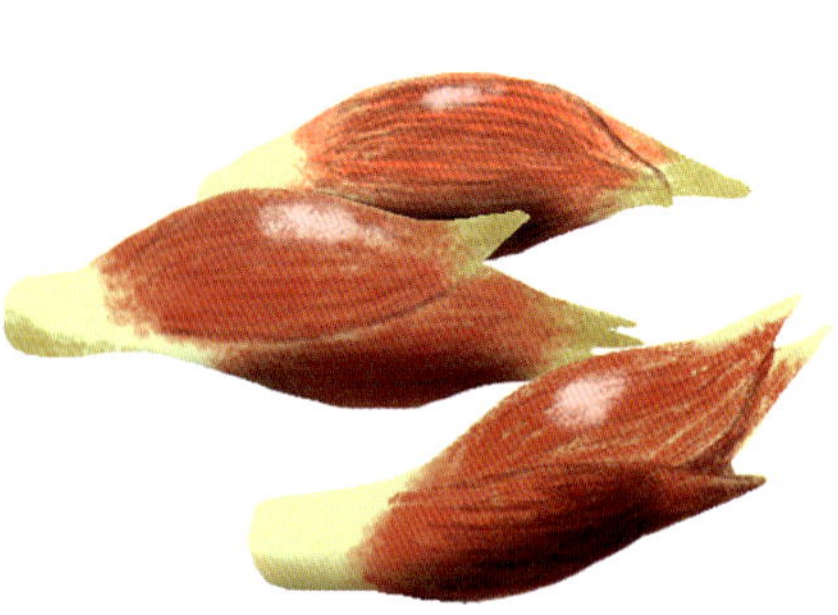

薬味として使われるだけでなく、漬け物や天ぷら・和え物など様々な料理で楽しむことができる数少ない日本原産の香味野菜です。

収穫時期によって呼び方が異なり、7～8月にとれるものを「夏みょうが」、9～10月は「秋みょうが」といいます。秋みょうがは粒が大きく、色や香りもよいとされています。

香り成分の「α-ピネン」には、リラックス効果、血行促進、発汗作用があるほか、消化を促したり、眠気を覚ましたりする効果も期待できます。ビタミンB_1を多く含む豚肉、ウナギ、たらこなどと一緒に食べることで、疲労回復・ストレス解消などの効果が高まります。

辛み成分の「ミョウガジアール」は、抗菌作用や解毒作用があり、風邪の予防などの働きがあります。

保存方法

冷蔵保存

- ぬらした新聞紙・キッチンペーパーなどに包んで、ビニール袋に入れて冷蔵庫へ。
  保存期間：3～4日
- タッパーなどにみょうがを入れ、水をみょうがが浸かる位まで注ぎ冷蔵庫へ。
  保存期間：2～3日に1度水をかえれば、1週間以上保存が可能

冷凍保存

- フリージングバッグ等に入れて冷凍庫へ。丸ごとでも、刻んでもどちらでもOK。
  薬味として使うときは自然解凍で、味噌汁に入れるなら冷凍のままでも大丈夫。
  保存期間：1～2カ月

みょうがの牛肉巻き

材料（4人分）

みょうが		6個
青じそ		6枚
牛肉（切り落とし）		300g
塩・こしょう		少々
小麦粉		適量
サラダ油		適量
A	しょうゆ	大さじ2
	みりん	大さじ1
	酒	大さじ1
	砂糖	大さじ1・1/2
	しょうが（おろし）	小さじ2
白いりごま		適量

作り方

1. みょうがと青じそは縦半分に切る
2. 牛肉を広げ、塩・こしょうをして小麦粉を振り、手前に青じそ・みょうがをのせて巻き、全体に小麦粉を薄くまぶす
3. フライパンにサラダ油を熱し、**2**を転がしながら全体に焼き色をつけて火を通し、一度取り出す
4. ペーパータオルで余分な油を拭き取り、合わせたAを温め、**3**を戻し入れて煮絡める
5. **4**を器に盛り、好みでごまを振る

秋

ホクホク食感を楽しむ「だんしゃくいも」
じっくり味が染み込む「メークイン」

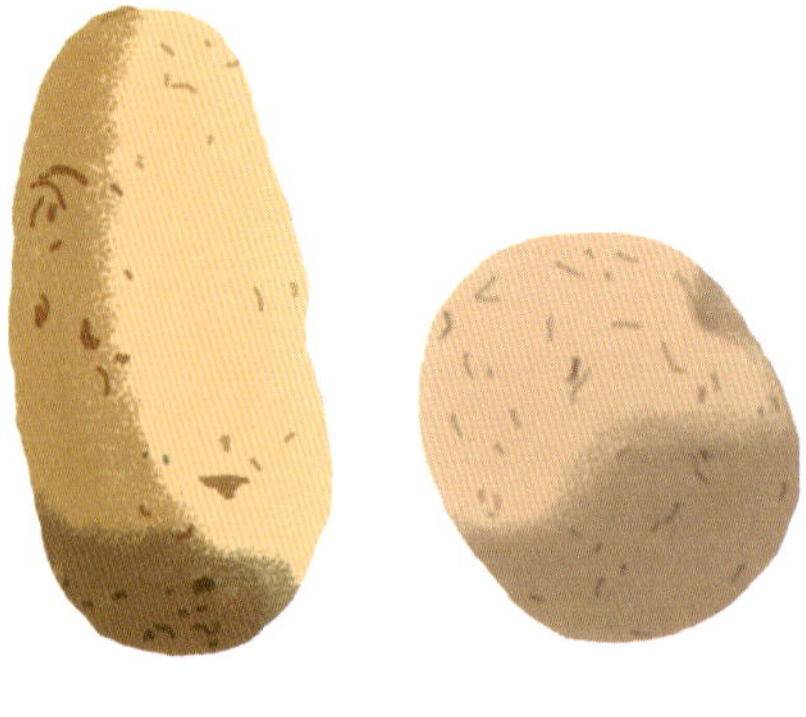

じゃがいもの2大品種といえば「だんしゃくいも」と「メークイン」が有名ですが、使い分けできていますか？

だんしゃくいもは、見た目がゴツゴツしていて芽の部分が大きく、くぼみの形が凸凹で皮がむきにくいのが特徴です。でんぷんが多いのでやわらかく、ホクホクとした食感が楽しめます。北海道・函館の川田男爵がイギリスから輸入・栽培し北海道に普及させたことで「男爵芋」と呼ばれるようになりました。

メークインは細長く、果肉が黄色で粘り気のある肉質が特徴です。だんしゃくいもに比べるとでんぷんが少ないため、きめが細かくかたい品種です。北海道の厚沢部町がメークインの発祥の地とされ、関西地方での人気が高い芋です。

使い分けしてみましょう

だんしゃくいも が向いている料理	メークイン が向いている料理
カレー	コロッケ
肉じゃが	じゃがバター
マッシュポテト	マッシュポテト

調理のポイント

□ いも類は水から火にかける

熱が芯まで伝わりにくいいもは、沸騰した湯からゆでると外側だけが煮えてしまい、ゆでるだけなのに煮崩れの原因になってしまいます。水からゆでることで外側と芯のゆであがるタイミングが近くなるため、熱が均一に通りやすくなり、上手にゆで上げることができます。

秋

食物繊維豊富で
おなかすっきり
医者を遠ざける
「りんご」

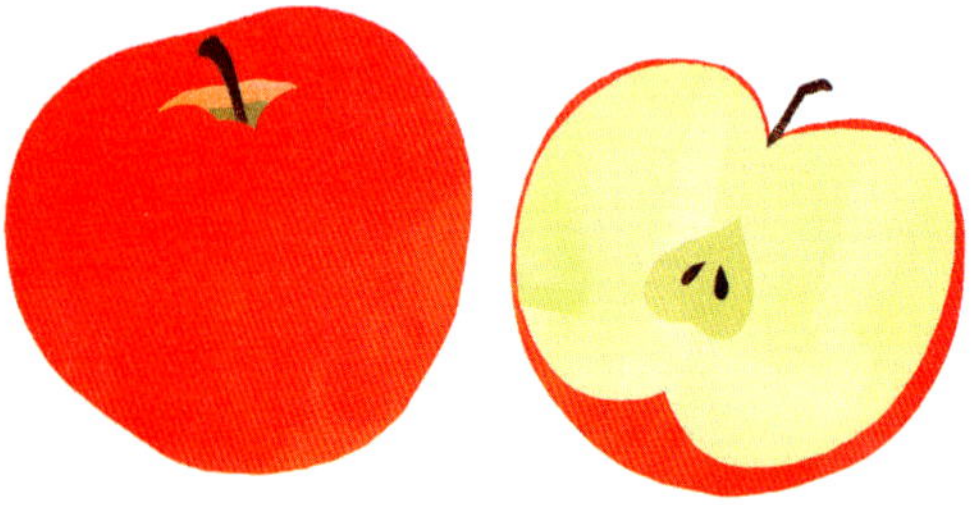

欧米では「一日一個のりんごは医者を遠ざける」「りんごが赤くなると医者が青くなる」ということわざがあるほど栄養価が高いと考えられてきました。実際に、カリウムやカルシウム、食物繊維などの栄養素を含むほか、抗酸化作用のあるポリフェノールも含まれています。豊富なカリウムは、高血圧の予防や疲労回復に役立ちます。食物繊維のペクチンも含まれているので便秘改善も期待できます。

りんごは保存中にエチレンガスを放出します。このガスは野菜や果実が熟すのに必要なものですが、行き過ぎると腐敗につながります。

冷蔵庫などでりんごを保存するときは、ビニール袋などでおおうことをおすすめします。りんごは逆さに保存するとよりエチレンガスを排出するので、保存の際は向きにも注意が必要です。

皮ごと食べておなかすっきり！

便秘を解消するには、まずはりんごなどの食物繊維をしっかり食べることから始めましょう。できれば、りんごの皮ごと食べるのがおすすめです。特にヨーグルトと組み合わせると、乳酸菌とペクチンの効果により、腸の老廃物が排出されやすくなります。
「りんごとヨーグルトのスムージー」といった加熱しない食べ方なら、りんごのビタミンCも一緒にとることができます。

のどに優しいりんごのドリンク

材料　（カップ2杯分程度）

- りんご …… 1/2個
- 砂糖 …… 小さじ2
- はちみつ …… 大さじ2
- レモン果汁 …… 小さじ1/2
- おろししょうが …… 1かけ分
- クローブ …… 少々
- カルダモン …… 少々
- シナモン（スティックタイプ）… 1本
- 大根おろし …… 少々

作り方

1. りんごは（皮つきならよく洗って）薄めにスライスし、砂糖、はちみつ、レモン果汁、おろししょうがと一緒に小鍋に入れ、弱火にかける
2. 沸騰したらクローブ、カルダモンを加え、りんごがくたくたになったら火を止める
3. 耐熱グラスに**2**とシナモンスティックを入れ、湯を注いでかき混ぜ、大根おろしを加える

秋

栄養を丸ごといただく「サンマ」で生活習慣病予防

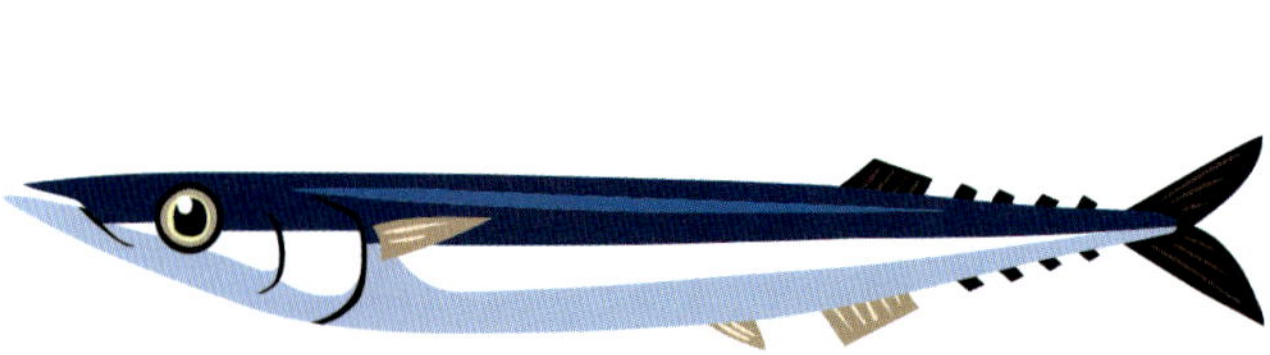

良質なたんぱく質の他、ＤＨＡやＩＰＡ（ＥＰＡ）という不飽和脂肪酸が豊富に含まれています。

ＤＨＡは脳や神経に存在し、これらが発達している段階の乳幼児や成長期の子どもたちに食べさせたい栄養素です。またＩＰＡ（ＥＰＡ）は、悪玉コレステロールや中性脂肪を減らし血液をサラサラに保ったり、血栓ができるのを防いだりする働きがあるため、生活習慣病予防につながります。

代謝に欠かせないビタミンＢ群や、カルシウムの吸収を促し、骨をつくるのに役立つビタミンＤ、強い抗酸化作用があり血行を促進させるビタミンＥなども含まれています。

ほかの食材との食べ合わせで効果UP !!

かんきつ

かんきつに含まれるビタミンCは不飽和脂肪酸の酸化を防ぐほか、鉄の吸収を高める。

アーモンドなどのナッツ類

ビタミンEが豊富なアーモンドなどのナッツ類を加えたパン粉焼などにすると、老化防止の効果をさらに強化できる。

しょうが

サンマには血行をよくするナイアシンも含まれているため、しょうがと一緒に摂ると冷え性の改善効果が期待できる。

サンマの選び方

- □ 身がふっくらとしてハリがある
- □ えらが鮮やかな赤色
- □ 目が濁っていないもの

七輪のようにふっくらとおいしく焼く方法

材料

サンマ、塩、サラダ油

1. サンマに塩を振りしばらくおき、油を塗る
2. フライパンを熱して、クッキングシートを敷き、サンマをのせて中火弱で10分間焼く
3. 返してさらに5分焼く

冬

余すことなく食べたい
栄養たっぷり
「大根」

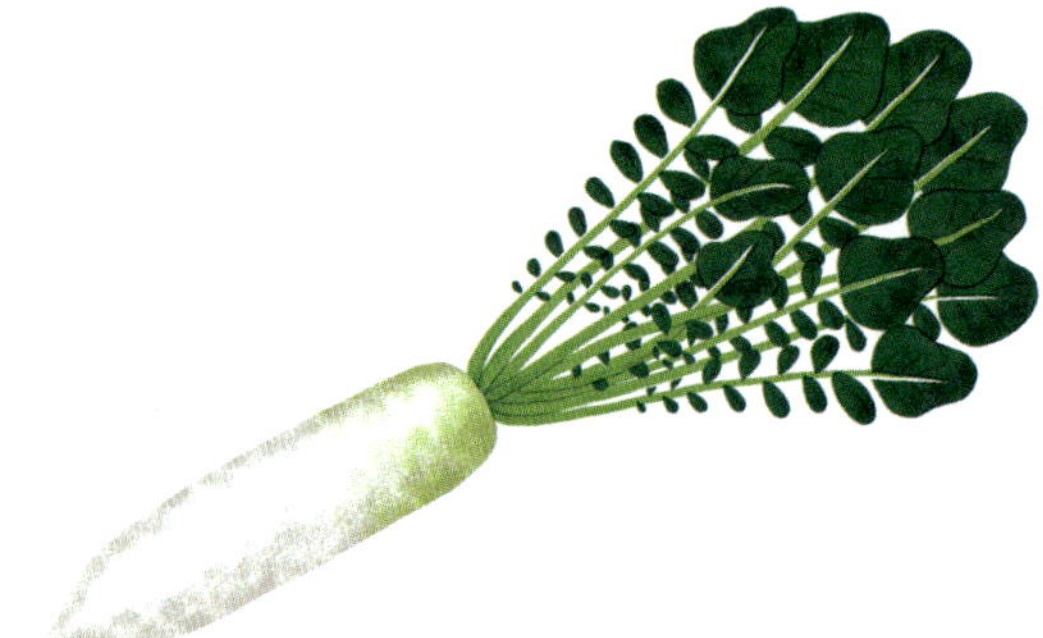

大根はアブラナ科ダイコン属に分類され、流通しているものとしては、大きく分けて日本大根・中国大根・ヨーロッパ大根に分けられます。旬は秋冬から春先と夏で、秋冬ごろは甘みが増し、夏は辛みが強くなる傾向にあります。

主根の部分はほとんどが水分で、ジアスターゼなどの消化酵素やプロテアーゼというたんぱく質分解酵素を含みます。ジアスターゼは胸焼けや胃もたれを改善・予防してくれます。プロテアーゼはたんぱく質の分解を助け、消化吸収に役立ちます。

大根は皮のまわりにビタミンCが比較的多く含まれるので、皮ごと食べましょう。葉は緑黄色野菜に分類され、栄養価の高い部分です。β-カロテンをはじめ、ビタミンC、ビタミンK、葉酸などのビタミン類、カルシウムなどのミネラル類、食物繊維を含みます。

保存方法

- 葉付きで購入したら、葉と主根はすぐに切り分け、別々に保存。
- 葉はそのままより、ゆでてから保存した方が栄養価を保つことができる。
- 主根の部分は丸ごとの場合は新聞紙に包んで冷暗所で保存し、使いかけのものはラップなどで包んで水分の蒸発を防ぎ、冷蔵庫に立てて保存。

部位の特徴とおすすめ調理法

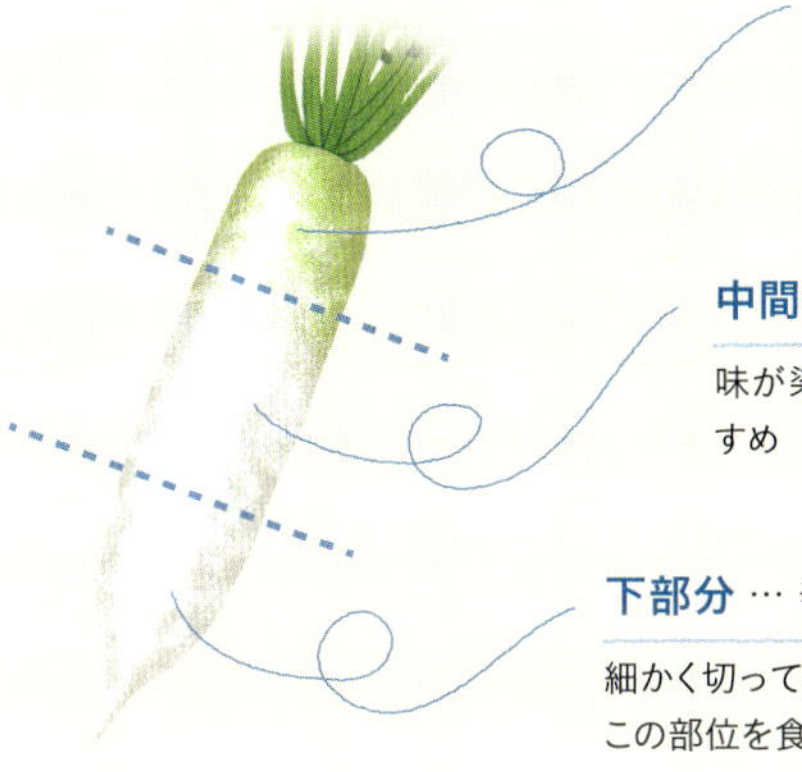

葉に近い上部分… 甘味が強く食感はかため

大根おろしやサラダ、浅漬けなど、生食に最適

中間部 … みずみずしく、肉質が均一で最も甘味が強い

味が染み込むふろふき大根やおでん、炒め煮などがおすすめ

下部分 … 辛味が強く、繊維が多い

細かく切って炒め物や汁物に。辛い大根おろしが好みの場合は、この部位を食べる直前におろす

冬

ローマ時代から
食べられていた
ビタミンC豊富な
「ブロッコリー」

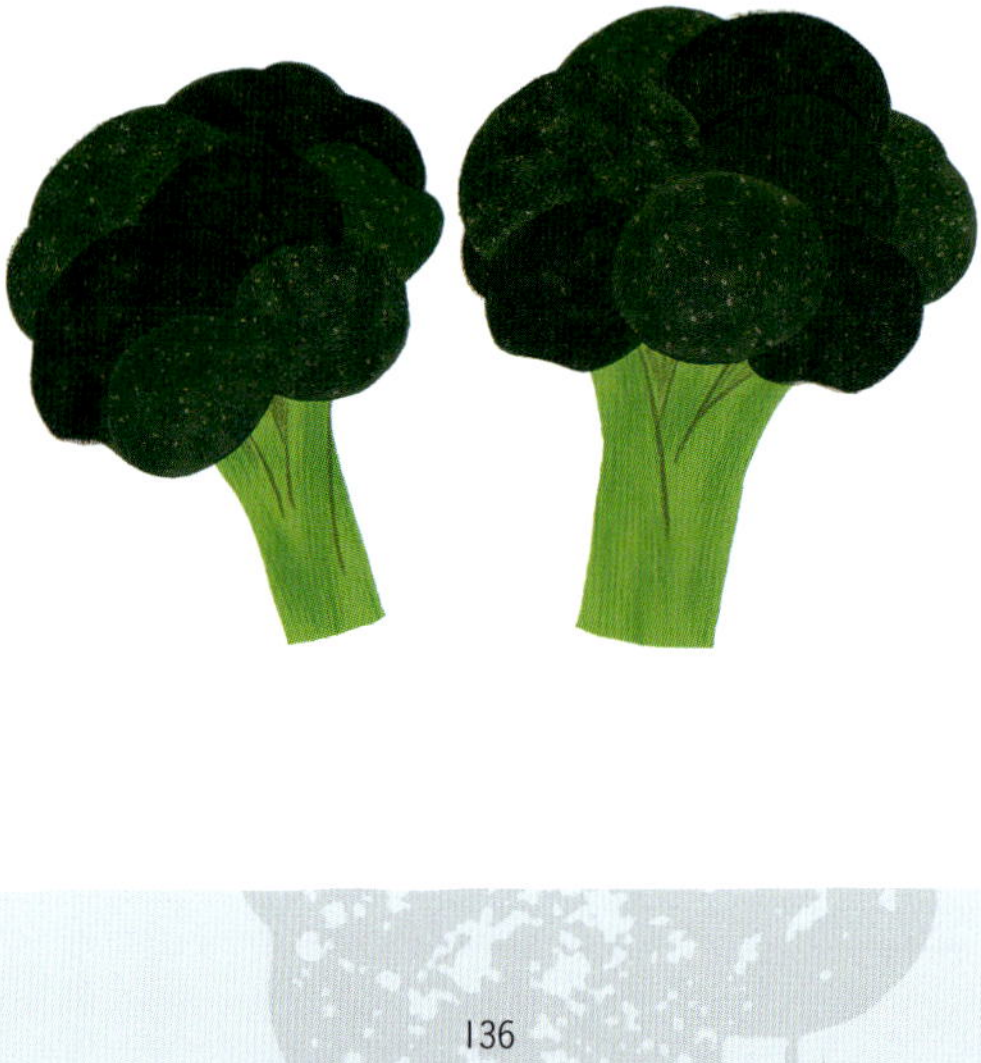

ブロッコリーは栄養価が高いといわれるケールを改良したもので、２０００年ほど前のローマで食べられていたという記録があります。さらにケールをブロッコリーに改良したのがローマ人だといわれていて、日本へは明治になって入ってきました。

ブロッコリーに含まれる栄養素は、β-カロテン、ビタミンC、食物繊維などがあり、特にビタミンCは１００g中に約１２０mg、みかんの４倍も多く含まれています。

一般的にビタミンCは加熱により壊れてしまう性質があり、その上、水溶性のため、多くは水やゆで汁などに溶け出してしまいます。ところが、七訂日本食品標準成分表によると、ブロッコリーはゆでた後でも１００g中に54mgものビタミンCが残っています。

栄養を効率よく取り入れるために

ブロッコリーに含まれる辛味成分のイソチオシアネートやスルフォラファン、β-カロテンは油脂に溶ける性質を持ち、油と組み合わせて調理すると吸収率がアップします。食材を組み合わせて食べるならアーモンドがおすすめ。ブロッコリーのβ-カロテンやビタミンCと、アーモンドのビタミンEとの相乗効果で抗酸化作用が高まります。

調理のポイント

□ 蒸しゆでする

蒸しゆでの仕方

1 ボウルに水を張り、ブロッコリーの茎を持ち花蕾《からい》が下になるように入れて振る

※ブロッコリーは密度が高いので、上から流水をかけるだけでは中の汚れや小さな虫などを落とし切れない可能性がある。しばらく水に浸してから振ると、つぼみが開くのでよりきれいに洗うことができる。

2 鍋やフライパンに大さじ3程度の水を入れて沸騰させる。小房に分けたブロッコリーを入れ、フタをして中火弱で3分ほど加熱する

※茎は外側の筋張った部分を厚めにむき、適当な大きさに切り一緒に加熱する。火加減には注意。

3 お好みのかたさになったら、ザルに上げて水気を切る

※加熱したブロッコリーは、水にさらすと味・香り・食感が損なわれてしまうのでザルに上げるだけにする。

冬

さっくりとした
歯ごたえ
茎まで食べたい
「カリフラワー」

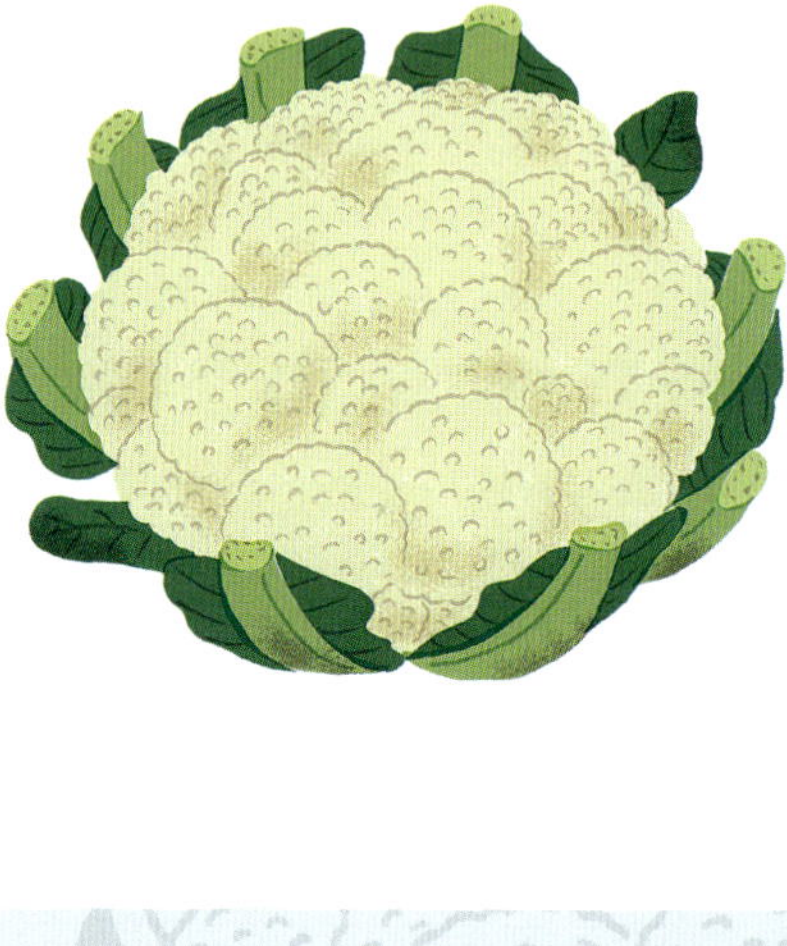

サックリとした歯ごたえと、独特の優しい甘みが特徴のカリフラワー。ブロッコリーに形は似ていますが、ブロッコリーが緑黄色野菜なのに対し、カリフラワーは淡色野菜。近年では、ブロッコリーの方がポピュラーな野菜ですが、実は日本の食卓に登場したのはカリフラワーの方が早いのです。

少し肩身の狭い思いをしているカリフラワーですが、栄養が豊富に含まれています。淡色野菜の中で、ビタミンC含有量はトップクラス。加熱して食べるため、葉物野菜よりも1回に食べる量が多く、カリフラワーのビタミンCは加熱した際の減少量が少ないので、効率よくとることができます。

細胞を新しく生まれ変わらせる働きがあり、胎児の発育や造血に必要不可欠な葉酸や、生活習慣病の予防などに働くイソチオシアネートも含まれます。

カリフラワーの選び方

- □ しっかりと締まりがあり、かたいもの
- □ 切り口が変色などしていない
- □ ずっしりと重みがあり、軸の切り口がみずみずしいもの

アメリカで注目！

「カリフラワーライス」

フードプロセッサーなどで細かくしてお米に見立てたのが「カリフラワーライス」。糖質（炭水化物）の置き換えフードとして流行しています。ご飯1杯分と比べてカロリーは約6分の1、糖質は約7分の1になります。

カリフラワーのピクルス

材料（4人分）

カリフラワー	1株
パプリカ（黄・赤）	各1/4個
A 白ワインビネガー	100ml
A 水	200ml
A 砂糖	大さじ5・1/2
A 塩	大さじ1
にんにく	1かけ
ローリエ	1枚
黒粒こしょう	小さじ1
赤唐辛子（種抜き）	1本

作り方

1. カリフラワーは小房に分け、食感が残るようにサッと塩（分量外）を加えた湯で下ゆでする。パプリカは4cmの長さ、3mm幅の棒状に切る。にんにくは半分に切り、芯を取り除く
2. **1**のカリフラワー、パプリカを煮沸消毒したフタつきのビンに入れる
3. 鍋にAを入れて煮立たせ、火を止めてにんにく・ローリエ・黒粒こしょう・赤唐辛子を加える
4. 熱々の**3**を**2**に加えて、一晩おいて味をなじませる（熱いピクルス液に漬けた方が漬かりが早く、殺菌効果もあるので手早く調理する）

冬

たっぷり
カルシウムと鉄
ほうれん草に負けない
「小松菜」

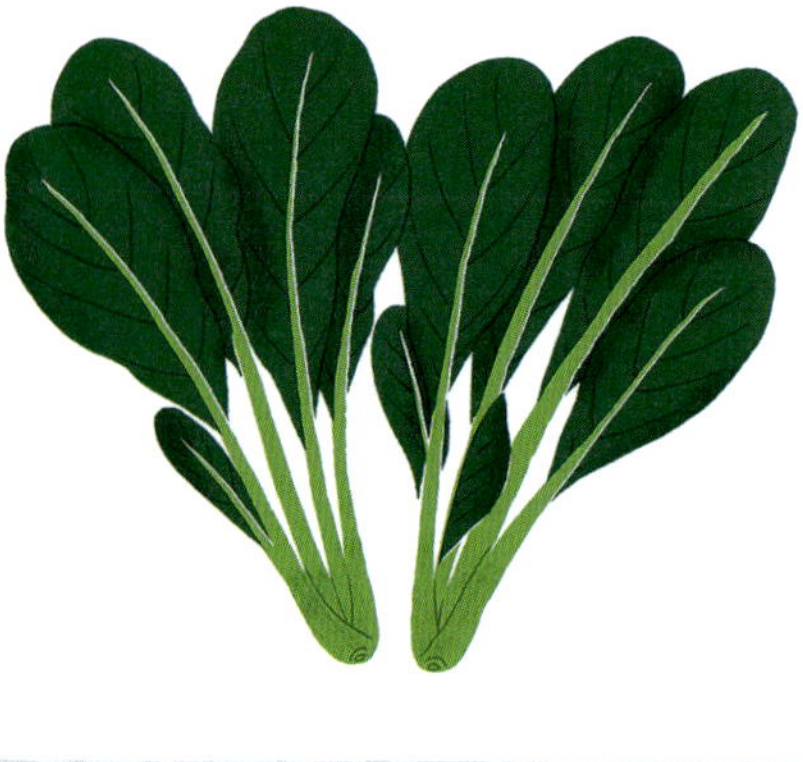

小松菜に含まれるカルシウム量はほうれん草の3倍以上と、牛乳にも劣りません。

また、野菜の中では鉄の含有量が多い小松菜とほうれん草。ほうれん草は2・0mg／100gに対して小松菜は2・8mg／100gの鉄が含まれています。鉄の吸収率は、肉や魚に含まれているものの方が高いのですが、鉄を吸収しやすい形に変える働きがあるビタミンCが、小松菜とほうれん草には多く含まれています。

アクが少なく食べやすい野菜でもある小松菜。歯や骨の強化、骨《こつ》粗《そ》鬆症《しょうしょう》予防、貧血予防のためにも取り入れましょう。

小松菜の選び方

- □ 葉の緑が濃く鮮やかで、シャキッと元気なもの、厚みがあるもの
- □ 茎は太すぎず、白っぽくなく薄緑色をしているもの

保存方法

- ポリ袋に入れて口をピッチリと閉じ、根元を下にして、冷蔵庫の野菜室に立てて保管

小松菜の菜めし

材料　(4人分)

米	2合
水	2合分
酒	大さじ1
昆布(5cm角)	1枚
小松菜	1袋(240g)
塩	小さじ1
ごま油	小さじ1
白いりごま	お好みで

作り方

1. 米は研いでザルに上げ、水気を切る。炊飯釜に米・分量の水・酒・昆布を入れて炊く
2. 小松菜は根元を十字に切ってしっかりと洗い、塩(分量外)を加えた熱湯でさっとゆでて冷水に取り、水気をしっかりと絞る。細かく刻んで塩・ごま油で味をととのえる(小松菜を刻んだ後に水気がある場合は、ザルに上げて水を切る)
3. ご飯が炊き上がったら昆布を取り出し、**2**を混ぜ合わせる
4. 器に盛り付け、好みでごまを振る

冬

たっぷりカリウムで
むくみ解消
優しい甘さの
「ゆりね」

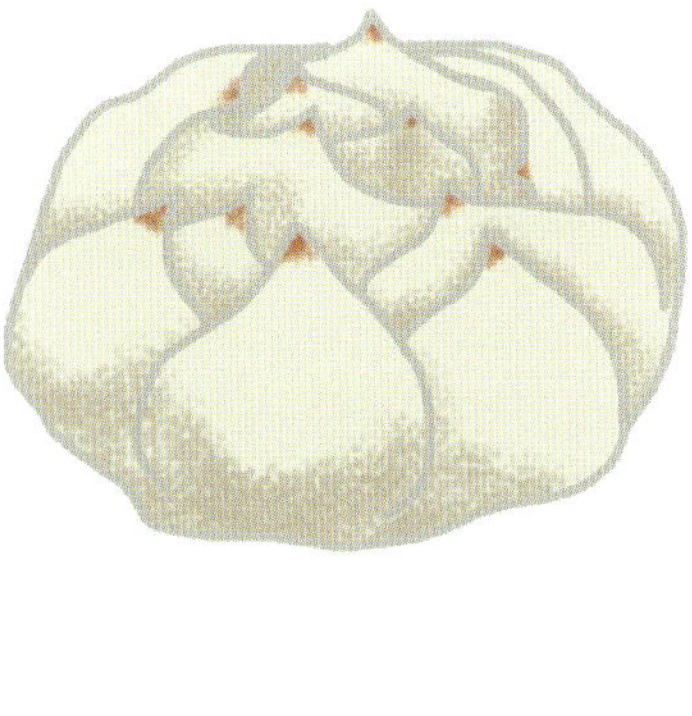

その名の通り「ゆりの花の鱗茎（球根）」です。現在食用として販売されているのは苦みの少ない「小鬼ゆり」がほとんどです。ゆりは世界中に分布していますが、ゆりの球根（ゆりね）を食用とするのは中国や韓国、日本などほんのわずかな国だけといわれています。ホクホクとした食感と優しい甘さ、ほろ苦さが特徴です。

ゆりねは野菜の中でもトップクラスといわれるほど「カリウム」を多く含んでいます。カリウムは体内の塩分が多すぎると、ナトリウムを排出し体内の水分バランスを整え、利尿作用が高くなるので、むくみ解消に役立ちます。

またこんにゃくにも含まれる水溶性食物繊維のグルコマンナンが豊富です。グルコマンナンは水に触れると大きく膨張するため、摂取することによって満腹感が得られやすくなります。

ちょっと寝かせておいしい

ゆりねの主な生産地は北海道で全体の9割以上を占めています。そのほかにも茨城県や京都府でもごく少量ですが生産されています。北海道では10月ごろに収穫されますが、カボチャやさつまいもなどのように、収穫してから2～3か月寝かせるとでんぷんが糖に変わって甘味が増すため、10～2月ぐらいがおいしい季節です。

ゆりねの選び方

- □ 色が白く、ツヤがあるもの
- □ 張りがあり、よく締まっているもの

保存方法

- 湿らせたおがくずに入れて冷暗所におきます。

調理のポイント

- □ 根元のかたい部分を取り除き、1枚ずつはがしてゆでるのがよいとされています。白く仕上げるためには酢を入れた湯でゆでるとよいでしょう。

冬

独特の香りと
苦みがクセになる
生でもおすすめ
「春菊」

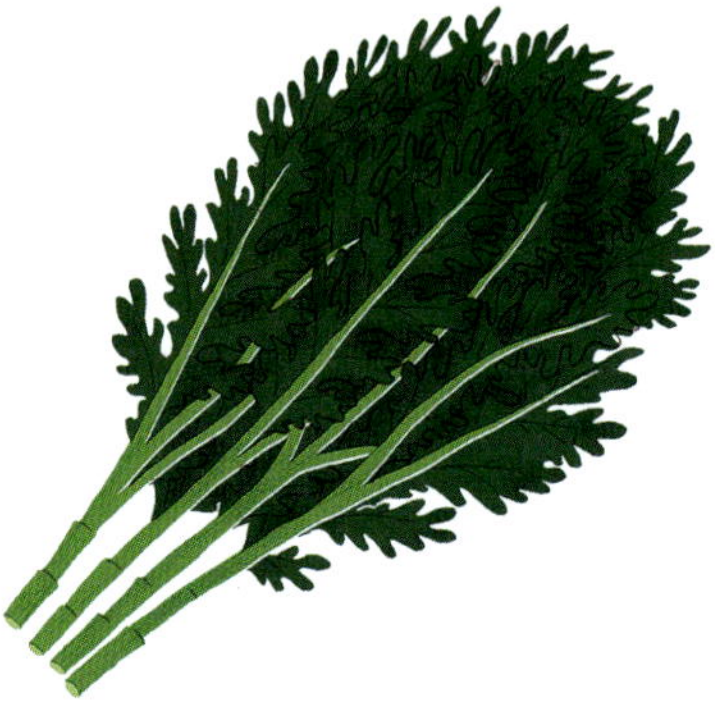

原産地はトルコやギリシャなどの地中海沿岸ですが、欧米では観賞用として用いられてきました。野菜として最初に利用したのは中国だといわれ、その後17世紀に日本に伝わりました。現在でも春菊を食用としているのは、日本や中国、韓国、東南アジアなど一部の地域だけのようです。

春菊には、β-カロテン、ビタミンB_2、ビタミンE、葉酸やカルシウム、鉄などのミネラルが多く含まれています。なかでも脂溶性のβ-カロテンはほうれん草、小松菜を上回るほどです。

独特の香りはα-ピネンやベンズアルデヒドなどの香り成分によるもので、胃腸の働きを促したり、咳をしずめたりする作用もあります。やわらかい葉の部分はアクが少ないので生で食べることもでき、栄養素の損失を抑えられます。

効率よく栄養がとれるおすすめ調理法

β-カロテンは体内でビタミンAとして働き、皮膚や粘膜を丈夫にして免疫力を高めます。脂溶性のビタミンなので、天ぷらや炒め物、油とあえてナムルにしたり、肉と一緒に調理したりと、油脂と一緒に使うことで吸収率がアップします。

天ぷら　炒め物　ナムル　チャーハン　チヂミ

春菊の選び方

- □ 緑色が濃く色鮮やかで葉の先までピンとしているもの
- □ 茎は細めで短い方が口当たりのやわらかいものが多い

保存方法

- 保存するときは湿らせた新聞紙などで包んでビニール袋に入れて、野菜室で立てて保存する
- 2～3日で使い切らない場合はかためにゆでて、冷凍庫で保存することも可能

冬

加熱よし　生でもよし
風邪予防にイチオシ
「白菜」

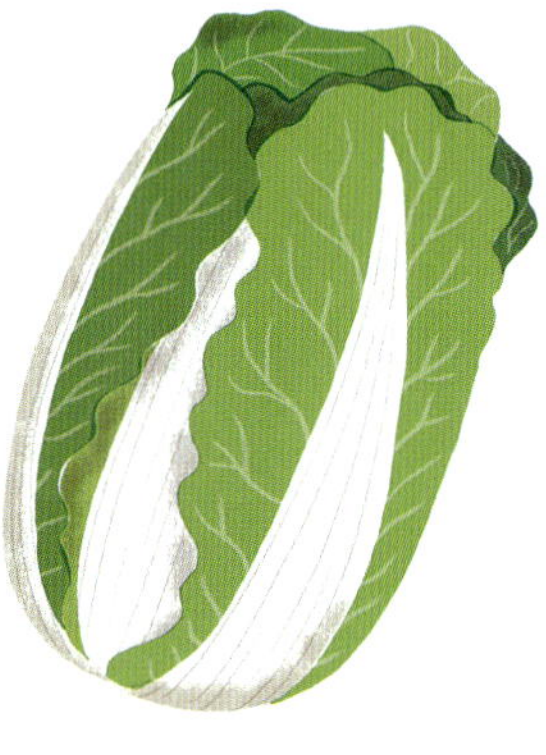

白菜はアブラナ科に属し、淡色野菜に分類され、栄養があまりない野菜に思われがちですが、ビタミンCやビタミンE、カリウムなどが豊富に含まれています。水溶性のビタミンCは水にさらしたり煮ると流出しやすい栄養素なので汁ごと食べられる味噌汁や鍋物は、白菜の栄養を丸ごととることができます。

また、アブラナ科特有の成分であるアリルイソチオシアネートは殺菌作用や抗がん作用が期待されていますが、加熱に弱いという弱点があります。生のまま食べてもやわらかく、ほのかな甘味があるのが特徴で、ごまやシーザーのような濃厚なドレッシングとの相性も抜群です。アリルイソチオシアネートの殺菌作用で、風邪予防にも効果的です。

加熱すればたくさん食べられ、生のままなら栄養を逃さずいろいろな効果が得られる、アレンジ自在の野菜です。

白菜の選び方

- □ 緑の濃いもので葉の巻きがかたく締まって、ずっしりと重いもの
- □ カットされているものは、断面がみずみずしく新鮮なもの

保存方法

- 丸ごと保存する場合は、新聞紙に包み冷暗所に立てる
- 外側から少しずつ使用していく場合は、芯の部分をくり抜き、そこにぬらしたキッチンペーパーをはさんで、全体をラップに包む

白菜のコールスロー

材料 (4人分)

白菜	大1/8個(230g)
人参	1/4本
玉ねぎ	1/8個
塩	小さじ1/2
りんご	1/6個(50g)
ハム	4枚
とうもろこし(缶詰)	50g
A 塩	小さじ2/3
A 砂糖	小さじ2
A 白ワインビネガー	大さじ3
A 粒マスタード	小さじ1
A 粗びき黒こしょう	適量
A サラダ油	大さじ1
パセリ(みじん切り)	適量

作り方

1 白菜は7～8㎜幅に、人参は千切りにする。玉ねぎは繊維に沿ってごく薄切りにする。全てボウルに入れ、塩を振ってよくもみ、しんなりしたら水気を絞る

2 りんごはマッチ棒くらいに切り、サッと塩水にくぐらせ、水分を拭き取る。ハムは半分に切ってから、5㎜幅の棒状に切る。とうもろこしは熱湯でサッとゆでて水気を拭き取る

3 ボウルにAを合わせ、**1**、**2**を入れてよく和え、仕上げにパセリを加える

※作ってから時間が経つと白菜がしんなりしすぎるので、食べる直前に和える

冬

どんな料理にも
合わせやすい
シャキ×2・パリ×2
「水菜」

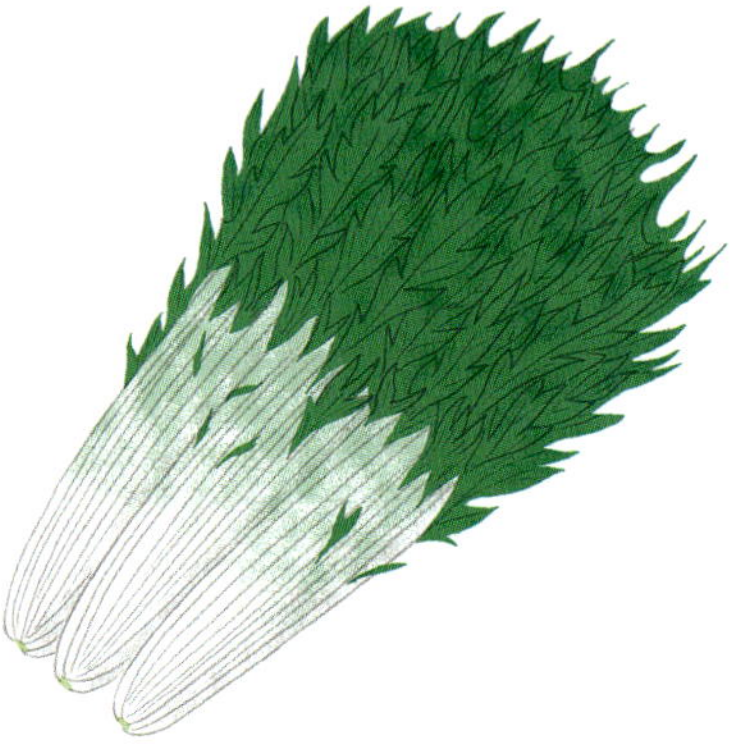

江戸時代の文献にも登場する伝統的な京野菜「水菜」。近頃は一年中市場に出回るようになりましたが、本来は寒さが厳しくなるころが旬です。クセがなく、シャキシャキとした食感が楽しめ、サラダ野菜として人気が定着しています。

風邪予防や美肌効果が期待できるビタミンCや、皮膚や粘膜の健康を保ち、免疫力を高めるβ-カロテンのほか、ミネラルの含有量が多いのが特徴です。高血圧を予防するカリウム、骨の生成に欠かせないカルシウム、貧血予防に働く鉄が多く含まれています。

鉄は体内に吸収されにくい栄養素ですが、ビタミンCと一緒にとることで吸収率がアップします。水菜自体に鉄とビタミンCが含まれているので、鉄分も効果的に吸収することができます。リンやマグネシウムも多く、更年期以降の骨粗鬆症予防に効果的です。

調理のポイント

- □ シャキシャキ感を失わないために、煮すぎたり、漬けすぎたりしない
- □ 刻んだものを軽く塩もみすると、しんなりして小さい子どもも食べやすくなる

ビタミンCを効果的に摂るには

冬の水菜は柔らかくシャキシャキしているので、生のままサラダとして食べるのがおすすめ

β-カロテンを効果的に摂るには

油脂と一緒にとることで体内での吸収率がアップするため、お肉と一緒に食べたりオリーブオイルなどでサッと炒めたりするのがおすすめ

特有の香りと辛みが肉や魚の臭みをカバーしてくれるので、イタリアンやエスニック料理などにも広く利用されている

水菜のナムル

材料　(4人分)

水菜	1束(200g)
ごま油	小さじ1
A　にんにく(おろし)	少々
白すりごま	小さじ1
しょうゆ	小さじ1
塩	少々
しょうが(針しょうが)	2g
糸唐辛子・白いりごま	適量

作り方

1. 鍋に塩(分量外)を加えた湯を沸かし、水菜を20秒ほどゆでて、ザルに上げ、手早く冷ます。水菜は水気を絞って4cmの長さに切る
2. 1の水気をしっかり絞り、ごま油・A・しょうがの順に加えて和える
3. 2を器に盛り付け、糸唐辛子・白いりごまを振る

冬

白い根と緑の葉で栄養がちがう「ねぎ」

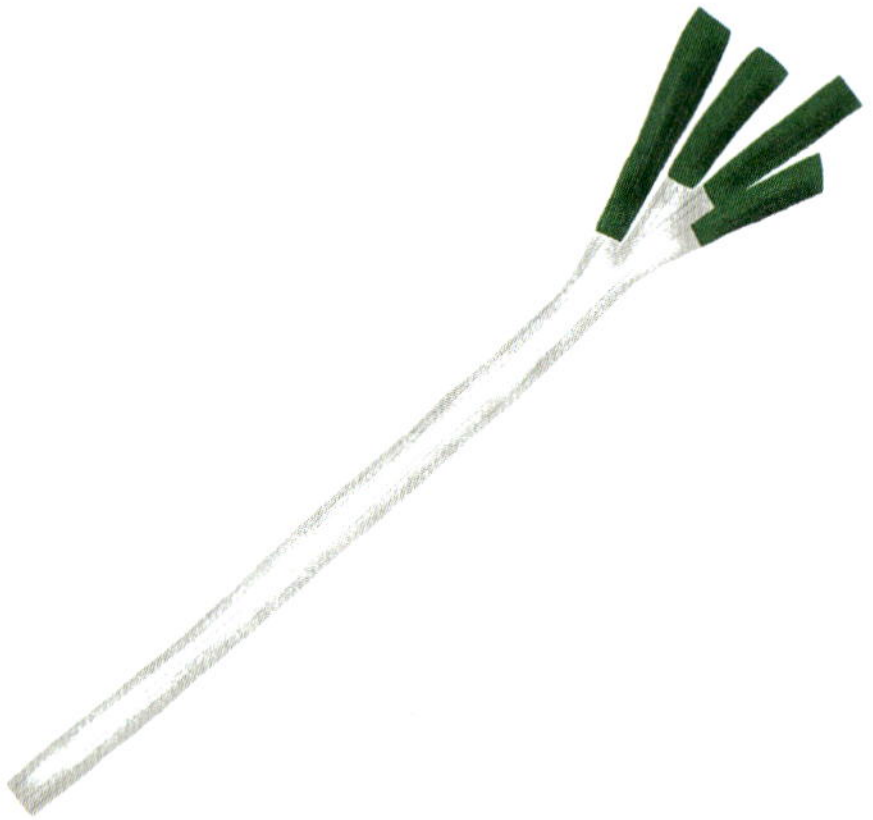

大きく「白ねぎ(根深ねぎ、長ねぎ)」と「青ねぎ(葉ねぎ)」の2つに分けられ、東日本では白ねぎ、西日本では青ねぎが一般的によく食べられています。

土の中で成長した白い根の部分と、日光に当たって育った緑の葉の部分では栄養が異なります。白い根の部分には免疫力を高めるビタミンCや、ねぎの香り成分アリシンが含まれ血液をサラサラにします。

緑色の葉の部分には、強い抗酸化作用を持ち、がん予防にも期待されているβ-カロテンやカリウム、カルシウムなどのミネラルが豊富です。白ねぎの葉の部分はつい切り落としてしまいがちですが、刻んで汁物や炒め物に入れたり、炊き込みご飯や天ぷらの具材にしたりと、使い道がたくさんあります。

ねぎの種類

下仁田ねぎ

白い部分の直径が5〜9cmと一般的な白ねぎよりも太く、肉質がやわらかいのが特徴。加熱することで甘くとろりとした食感に変わるため、鍋物や炒め物におすすめです。

九条ねぎ

特有の甘味があるのが特徴。鍋物や煮物のほか、和え物や細い部分は薬味としても使われます。

万能ねぎ

品種名ではなく九条ねぎなどを若取りした葉ねぎの総称。鍋物や煮物はもちろん、薬味としても様々な料理に使われます。

わけぎ(分葱)

クセがなく、香りも辛みも少ないので、ぬたや薬味、炒め物などによく使われます。

長ねぎの丸焼き パプリカソース添え

材料　(4人分)

長ねぎ……4本
にんにく(薄切り)……1かけ
オリーブオイル……大さじ2
パプリカ(赤)……1個(正味130g)
カットトマト(水煮)……100g
A
- 白いりごま……25g
- レモン汁……小さじ1
- 酢……小さじ1/2
- (あればワインビネガー)
- 塩……小さじ1/2

タバスコ……お好みで

作り方

1. 長ねぎは青い部分がついたまま半分に切る。パプリカは半分に切って種を取り除く。長ねぎ・パプリカは魚焼きグリルで表面が真っ黒になるまで焼く。焼けたらそれぞれ熱いうちにアルミホイルで包み、蒸らす
   ※パプリカは皮をむくために焼くので、皮面を火が当たる方に向けて入れる
2. **1**のパプリカは粗熱が取れたら皮をむき、ザク切りにする　※パプリカの皮は多少残っていても大丈夫
3. 鍋ににんにく・オリーブオイルを入れて弱火にかけ、にんにくの香りがしてきたら**2**のパプリカ・カットトマトを加えて炒め、5分ほど煮る
4. ミキサーにA・**3**を入れて混ぜ合わせ、お好みでタバスコを加えて味をととのえる
5. 表面の焦げた皮をむいた**1**の長ねぎを器に盛り、**4**のソースを添える

冬

捨てちゃうのは
もったいない！
根元こそ一番おいしい
「ほうれん草」

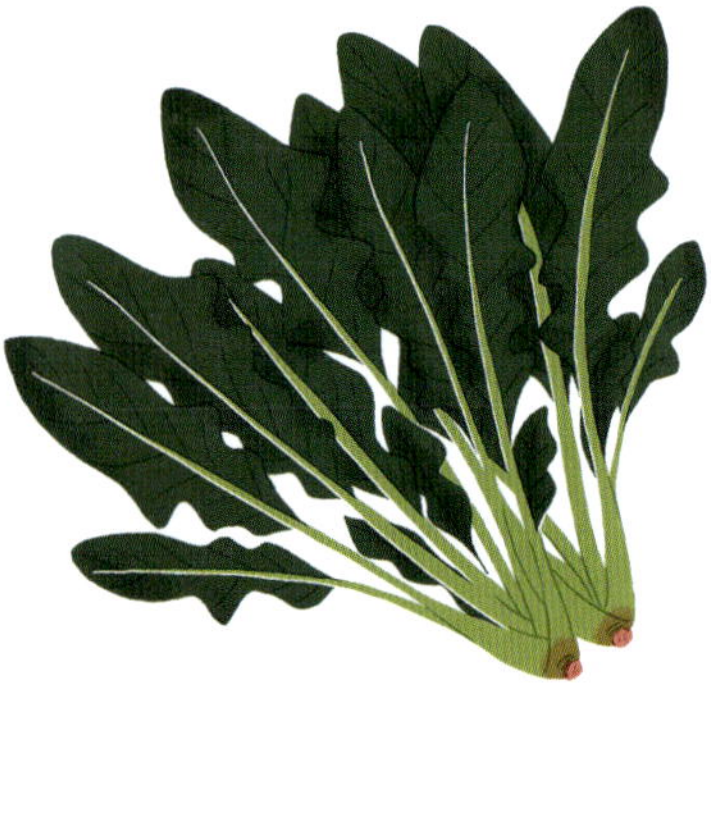

緑黄色野菜の中でも特に栄養価が高いことで知られているほうれん草。抗酸化作用の高いβ-カロテンやビタミンCが豊富に含まれ、風邪予防や疲労回復などに働きます。そのほかに、貧血の予防・改善に働く鉄やカリウム、カルシウム、マグネシウムなどのミネラルもバランスよく含まれています。

ビタミンCは、ビタミンEが豊富な食材との組み合わせでさらにパワーアップ。ビタミンEは、ごまやアーモンドなどのナッツに多く含まれているので、和え物にしたり、サラダに加えたりするのがおすすめです。

捨ててしまいがちな根元部分ですが、実は根元こそが一番おいしい部分です。葉や緑の茎よりも糖質が多く含まれていて、甘みがあります。土や砂をかんでいることもありますが、根元に切り込みを入れてよく洗えば取り除けます。

ほうれん草の選び方

- □ 葉先がピンとしていて肉厚なもの
- □ 緑色が濃いもの
- □ くきが適度に太く、根元の赤みが鮮やかなもの

ほうれん草のグラタン

材料（4人分）

ほうれん草	1束（160g）
にんにく（つぶし）	1かけ
バター	10g
塩・こしょう	少々
ゆで卵	4個
玉ねぎ（薄切り）	1/2個
ベーコン（細切り）	4枚（12g）
サラダ油	小さじ1
バター	30g
強力粉（なければ薄力粉）	30g
牛乳	300ml
塩・こしょう	適量
粉チーズ	20g
ドライパン粉	大さじ2

作り方

1. ほうれん草は茎を3cmの長さに、葉をざく切りにする
2. フライパンにバター（10g）・にんにくを熱し、ほうれん草を炒めて塩・こしょうで味をととのえる
3. にんにくを取り出し、ほうれん草をグラタン皿に敷きつめる
4. フライパンにサラダ油を熱し、玉ねぎ・ベーコンを炒め、**3**のグラタン皿に入れる。
その上に輪切りにしたゆで卵を並べる
5. 鍋にバターを入れ、溶けたら強力粉を加え炒める。粉っぽさがなくなるまでよく炒めたら一度火を止め、牛乳を一気に加えて泡立て器で混ぜ合わせる
6. 再度火にかけ、しっかりとトロミがつくまで加熱し、塩・こしょうで味をととのえる
7. **6**を**4**にかけて上から粉チーズ・パン粉をふり、220℃のオーブンに入れてこんがりと焼き色つける

冬

色・味・香りの３拍子がそろった魅力たっぷりの「いよかん」

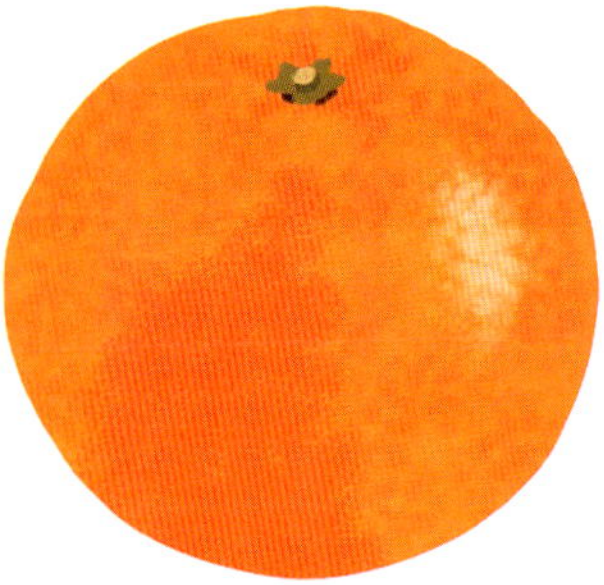

酸味と甘味のバランスが良く、色・味・香りの3拍子がそろった魅力たっぷりのフルーツです。

柑橘類とあって、やはりビタミンCが豊富です。体内で生成することができない物質であり、喫煙やストレスで消費されてしまうので、意識的にとりたい栄養素です。歯肉炎の改善や免疫力をアップして風邪などの感染症を予防する効果があります。

疲労物質である乳酸の分解に作用することで素早い疲労回復につながるクエン酸も含まれます。

気管支を緩める効果があり、のどに起こる風邪に有効とされているシネフィリンと、ビタミンCとの相乗効果で、強力な風邪対策が期待できます。

捨てずに食べたい薄皮

いよかんの薄皮には、食物繊維のペクチンが多く含まれています。食物繊維は、生活習慣病の予防などに効果的です。また、ポリフェノールの一種であるヘスペリジンが含まれています。ヘスペリジンは血中のコレステロール値を低下させるほか、抗アレルギー作用があるため、花粉症の改善効果も期待できます。

いよかんゼリー

材料　(4人分)

水 …………………………… 300ml
いよかん …………………… 3個
グラニュー糖 ……………… 30g
アガー ……………………… 6g

【シロップ】
A（水 …………………… 100ml
　グラニュー糖 ……… 50g
いよかんの皮 ……… 1/2個分
ミント ……………………… 適量

作り方

1 いよかんは皮をむき、小房にむいておく。グラニュー糖とアガーはよく混ぜ合わせておく
※アガーはダマになりやすいので、あらかじめ分量の砂糖と合わせておく

2 鍋に水(300ml)を入れて火にかけ、周りが沸々してきたら火を止める。泡立て器で混ぜながら**1**のグラニュー糖とアガーを加え、再び火にかけしっかりと溶かす

3 バット等に流し、粗熱が取れたら冷蔵庫で冷やす
※アガーは60°Cくらいでかたまってくるので、手早く作業する

4 鍋にAを入れて火にかけ、グラニュー糖が溶けたらいよかんの皮を入れてフタをして5分ほどおく。皮を取り出し、粗熱が取れたら冷蔵庫で冷やす

5 **3**をスプーンなどで崩し、いよかんと合わせて器に盛りつけ、シロップを注ぎ、ミントを飾る

冬

小さな実に
ビタミンたっぷり
丸ごとおいしい
「きんかん」

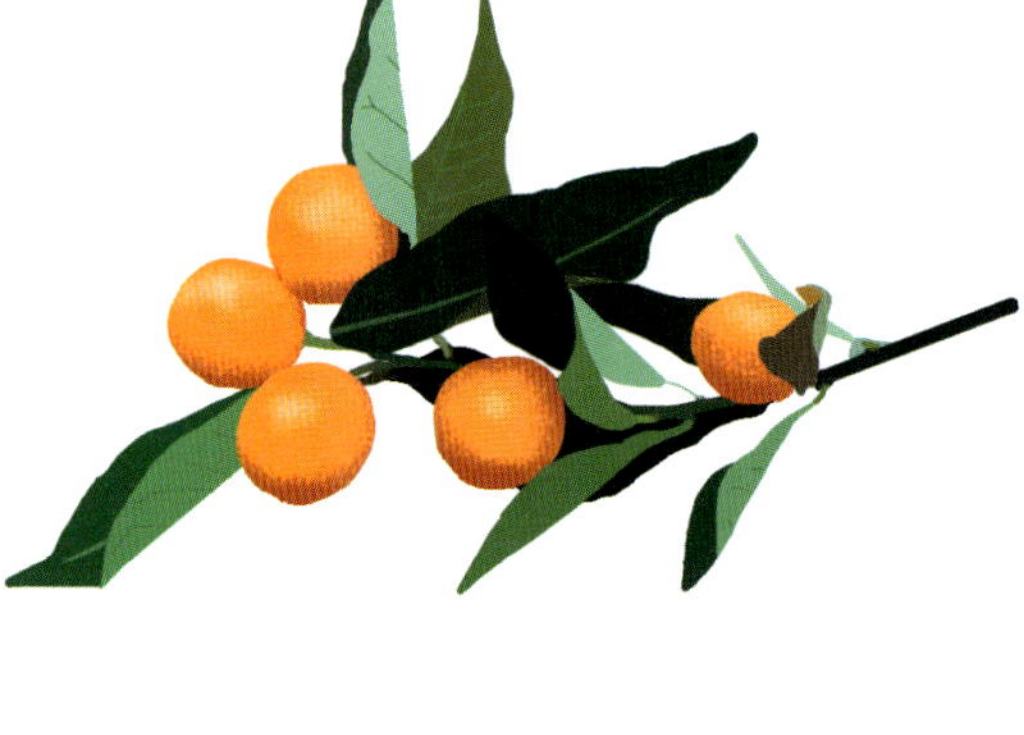

皮ごと食べられる手軽さと、ほのかな苦味と酸味、そして甘味が特徴です。中国原産の柑橘類で、日本には江戸時代に中国より薬用として伝わったといわれています。

ほかの柑橘類と違って皮ごと食べられるきんかんは、皮の部分にも栄養素がたくさん詰まっています。レモンと同じともいわれるくらい豊富なビタミンCのほか、ビタミンB_1やビタミンE、β-カロテンなどのビタミン類が豊富で、疲労回復や美肌づくりに効果が期待できます。果物には珍しくカルシウムが多く含まれているのも特徴です。

そして、注目したいのがポリフェノールの一種でビタミンPとも呼ばれるヘスペリジンです。強い抗酸化作用があり、動脈硬化や心筋梗塞などの生活習慣病を予防します。

きんかんの選び方

- □ 完熟になったものを収穫しているので、店頭に並んでいるものが食べごろの状態
- □ 果皮が濃いオレンジ色でハリとツヤがあり、手に持ったときに重みがあるものを選ぶ
- □ ヘタが茶色っぽくなり、枯れているようなものは避ける

保存方法

- 常温でも1週間くらいであれば保存可能
- すぐに食べない場合は乾燥しないようにビニール袋に入れて野菜室へ

きんかんシロップ

材料

きんかん …………………… 300g
氷砂糖 …………………… 300g
しょうが …………………… 20g

作り方

1. きんかんを水でよく洗い、ヘタを取る。しっかりと水気を拭き取り、4つ割りに切る。しょうがは皮をよく洗い、薄切りにする（皮が汚れている時は皮をむく）
2. 煮沸消毒した瓶に**1**の半量を敷き詰め、上に半量の氷砂糖をのせる。その上に残りの**1**、氷砂糖の順にのせ、フタをしっかりと閉める
3. ときどき瓶を優しく振りながらそのまま1～2週間おき、氷砂糖が全て溶けたら完成。でき上がったシロップは、冷蔵庫に入れて保存

※きんかんシロップは、水や湯、ソーダや紅茶などに入れてドリンクとして楽しむのはもちろん、鶏肉や豚肉の煮込みやソテーの甘味付けとして使うのもおすすめ

参考文献

『食べ合わせ新百科』（ブックマン社）

『知っておきたい栄養学』（Gakken）

『新しい栄養学と食のきほん事典』（西東社）

『栄養学の基本がまるごとわかる事典』（西東社）

『からだにおいしいあたらしい栄養学』（高橋書店）

『栄養成分の事典』（新星出版社）

『体にいい栄養と食べもの事典』（主婦の友社）

『栄養の基本がわかる図解事典』（成美堂出版）

『オールガイド食品成分表2018』（実教出版）

『からだにおいしい野菜の便利帳』（高橋書店）

『もっと　からだにおいしい野菜の便利帳』（高橋書店）

『からだにおいしい魚の便利帳』（高橋書店）

『新・野菜の便利帳』（高橋書店）

『からだにおいしいフルーツの便利帳』（高橋書店）

『日本の食材帖』（主婦と生活社）

『野菜まるごと大図鑑』（主婦の友社）

『からだに効く野菜の教科書』（主婦の友社）

『四季の野菜大図鑑』（枻出版社）

『春夏秋冬おいしいクスリ旬の野菜の栄養事典』（エクスナレッジ）

『NHK出版からだのための食材大全』（NHK出版）

『育脳Baby-mo　0～3歳の可能性を引き出す7つのこと』（主婦の友社）

『服部幸應の食育の本』（ローカス）

『What is 和食WASHOKU？』（ミネルヴァ書房）

『総合調理用語辞典』（社団法人全国調理師養成施設協会）

著者　食育ずかん

管理栄養士・食育インストラクター監修の食育豆知識を毎日配信しています。「食育ずかん」は家庭から広げる正しい「食育」をみなさまにお届けします。

https://shokuiku-zukan.com/

企画

増渕 大介（株式会社食育ずかん）
小島 優奈（株式会社食育ずかん）

特別協力

服部 幸應（服部栄養専門学校）
服部 吉彦（服部栄養専門学校）
岡田 記世子（NPO日本食育インストラクター協会）

監修

染谷 千代子（株式会社服部クッキング）
髙野 知佳子（株式会社服部クッキング／管理栄養士）

ライター（食育インストラクター）

くまこ
ざわちゃん
さゆり
りな
ろい
まち
はむこ
ゆず
ナナちゃん

イラスト

小島 優奈（株式会社食育ずかん）
友永 たろ
橋本 豊
吉田 美穂子
山本 正子

iStock.com

食卓で育む 伸び力

2019年7月30日　初版第1刷発行

著者　食育ずかん
発行者　植田幸司
発行所　朝日学生新聞社
〒104-8433　東京都中央区築地5-3-2　朝日新聞社新館9階
電話　03-3545-5436（出版部）
https://www.asagaku.jp/（朝日学生新聞社の出版案内など）
印刷所　株式会社シナノパブリッシングプレス

ISBN 978-4-909064-74-5
乱丁、落丁本はおとりかえいたします。